_____ 드림

내 가족을 위협하는
밥상의 유혹

내 가족을 위협하는 밥상의 유혹

1판 1쇄 인쇄| 2010년 3월 24일
1판 1쇄 발행| 2010년 3월 31일

지은이| 이승남

발행인| 장상진
발행처| 경향미디어
등록번호| 제313-2002-477호
등록일자| 2002년 1월 31일

서울시 마포구 합정동 196-1 2층 우편번호 121-883
대표전화 1644-5613, 팩시밀리 02-304-5613

저작권자 ⓒ 2010 이승남

ISBN 978-89-90991-00-3 13590

※값은 표지에 있습니다.
※파본은 구입하신 서점에서 바꾸어 드립니다.

내 가족을 위협하는

밥상의 유혹

이승남 지음

경향미디어

서문

건강을 위해서라면 '신상녀'가 되지 마라

유행을 선도한다는 트렌드세터일수록 자연에 가까운 먹거리, 자연에 가까운 옷과 생활환경을 찾아 헤맨다. 가공법이 발전할수록, 과학과 기술이 발전할수록 사람들은 아이러니하게도 가장 자연스러운 것을 찾는다. 건강을 위해서라면 '자연으로의 회귀'는 아주 좋은 방법이다. 불과 2세기 전까지만 해도 인류는 먹을 수 있는 것만 먹었고, 써도 괜찮은 것만 사용했다. 땅에서 난 음식만 먹던 시절에는 쓴맛과 화려한 색 등 해로운 열매를 가리는 지혜가 구전됐다. 이 지혜는 자연스럽게 유전자처럼 각인되어 세대를 거듭하는 동안에도 이어졌다. 그런데 현대를 살아가는 우리는 그렇지 못하다. 깊은 산속으로 들어가 자급자족하지 않는 한 필연적으로 화학적인 첨가물에 노출될 수밖에 없다. 음식의 조미료부터 옷, 가구와 건축자재까지 순수하게 자연에서 온 것을 찾기 힘든 시대이니 말이다. 그럼에도 우리 몸은 여전히 조상이 전해준 안전한 것에 대한 기억을 지니고 있다. 여행지에서 현지 음식을 먹고 배앓이를 하거나 식중독이 생기는 것, 현대인의 불치병이라 불리는 아토피와 골치 아픈 새집증후군도 다 이 기억 탓이다. 몸에 맞지 않는 것, 몸에 해로운 위험한 것이 들어왔으니 주의하라는 경고인 셈이다. 기실 병이 아닌 것이다. 우리는 이 경고를 '면역력'이라 부른다.

문제는 우리 생활이 타고난 면역력을 점점 소진시키는 데 적합하다는 점이다. 안타깝게도 자연에서 온 것만 먹고 살 수는 없기는 때문이다. 그러려면 시간적, 경제적으로 치러야 하는 기회비용이 너무 크다. 물론 가공식품 한두 번 먹는다고, 공장에서 만든 화학제품 몇 번 쓴다고 당장 암에 걸리거나 불치병이 생기지는 않는다. 문제는 역치점^{생물이 외부 자극에 반응하는 데 필요한 최소한의 자극 크기}이다. 석면은 폐암이나 진폐증의 원인이 되는 중금속이지만 화장품 회사의 말대로 탈크 화장품을 한 번 썼다고 해서 위험해지진 않는다. 그러나 건물에서 나오는 석면 먼지, 염전에서 석면에 오염된 소금, 베이비 파우더와 메이크업 파우더 등을 통해 지속적으로 몸에 쌓이다 보면 치명적인 중독을 유발할 수 있다. 각각의 제품에 들어 있는 수준은 안전한지 몰라도 여러 가지 제품과 환경이 겹쳐지면서 안전하다는 제조사의 연구 결과와는 달리 역치점에 빨리 도달할 수 있는 것이다.

화학첨가물, 정체를 밝혀라

일상 속에서 화학첨가물을 피하는 것은 거의 불가능에 가깝다. 양과 종류의 차이가 있을 뿐, 가게에서 산 대부분의 생활용품에 첨가물은 다 들어 있다고 보아야 한다. 특히 식품첨가물의 폐해는 무시무시할 정도이다. 화학첨가물은 가볍게는 두통이나 소화불량부터 면역력 저하, 발육장애 등은 물론 난폭함, 인내력 저하, 집중력 저하 등 몸과 마음에 고루 부정적인 영향을 미친다. 그것이 음식이든 약이든 몸에 해로운 성분이 들어오면 우리 몸은 박테리아나 바이러스에 감염됐을 때와 같은 반응을 일으킨다. 그래서 피로, 의욕 저하, 관절 통증, 두통 등 감기와 비슷한 증상이 나타난다. 가공식품 역시 마찬가지. 그러나 일정 기간 복용하는 약이나 항체가 형성되는 박테리아나 바이러스 감염과는 달리 화학첨가물은 음식인 탓에 꾸준히 계속 먹게 된다. 결국 감기와 유사한 일시적인 증상을 넘어서 몸에 부담을 주면서 몸과 마음에 치명타를 안기는 것이다. 대부분의 첨가물은 자연에서는 존재하지 않는 화학물질을 합성한 것이기 때문이다. 그래서 몸에 들어오면 완전히 소화된 후 배출되는 자연식품과는 달리 절반에서 최고 80% 정도만 배출되고 나머지는 고스란히 몸속의 지방이나 뇌, 뼈 속에 쌓인다. 이 중 일부는 몸에 남아 있던 다른 첨가물과 결합해 또 다른 독성을 지닌 새로운 화학물질로 거듭나기도 한다.

우리보다 먼저 첨가물을 개발하고 사용했던 서구사회는 1970년대부터 첨가물에서 벗어나려는 노력을 다각적으로 펼치고 있다. 성인병 환자에게는 가공식품을 금하는 식이요법을 행하고, 학교는 물론 정신병원, 문제아 교화소, 교도소 등에서도 가공식품을 차단함으로써 놀라운 교화효과를 얻고 있다고 한다. 특히 청소년들이 첨가물을 과잉 섭취하는 것을 제한하기 위해 학교에서 인스턴트 식품과 청량음료 등 첨가물이 들어간 식품을 차단하려고 애쓰고 있다. 왜냐하면 청소년기야말로 평생의 면역력을 좌우하는 가장 중요한 시기이기 때문이다. 백혈구의 일종인 T세포는 면역력을 좌우하는 중요한 세포로 심장 위에 있는 흉선에서 만들어진다. 흉선은 태어난 후부터 커지기 시작해 청소년기에 정점에 올랐다가 점점 퇴화된다. 그런데 우리 청소년들은 이 중요한 시기에 가공식품에 가장 많이 노출되고 있다.

우리가 먹는 첨가물의 양은 도대체 얼마나 될까? 1인당 1년간 섭취하는 식품첨가물의 양이 일본은 약 4kg, 선진국은 6~7kg 정도라고 한다. 그러나 아직 우리나라에는 정확한 통계조차 없다.

화학첨가물의 위험성이 알려지고, 첨가물에서 벗어나려는 노력이 계속될수록 또 다른 첨가물과 가공식품은 점점 더 발전하고 있다. 이유는 천연성분보다 가격이 싸고 편리하기 때문이다. 제조업자의 입장에서는 첨가물을 사용하면 맛과 모양을 균일하게 낼 수 있는 데다 유통기한도 늘어나고 원가를 절감해 더 저렴한 제품을 생산할 수 있다. 소비자 입장에서도 첨가물은 시간과 돈을 절약시키고 맛은 더 좋게 해준다. 카레나 스파게티를 집에서 만들려면 1~2시간은 족히 걸리지만 인스턴트 식품을 사용하면 5분도 채 걸리지 않는다. 재료비도 절감되고, 굳이 냉장고에 넣지 않아도 오래 보관할 수 있다. 바쁠 때 구원투수가 되는 것도 첨가물이 들어간 가공식품이다. 필자도 지방에서 강의가 있거나 아침 일찍 방송 출연이 있을 때, 패스트푸드점의 에그머핀과 커피, 해시 포테이토로 간단하고 맛있게 한 끼를 해결할 때가 있다. 필자로선 시간은 절약하고 배는 든든하게 채울 수 있어서 좋고, 필자의 아내도 아침 일찍부터 일어나서 부산 떠는 수고도 덜 수 있으니 여러모로 편리하다. 이처럼 가공식품이나 문명의 이기가 주는 편리함과 시간절약을 외면하고는 현대인의 생활은 이뤄지지 않는다.

그렇다고 진퇴양난의 늪에 빠진 것은 아니다. 필자는 가공식품을 먹은 후에는 첨가물의 산화작용을 막을 수 있도록 반드시 비타민C와 비타민B군과 항산화제인 리코펜을 복용한다. 중요한 것은 바로 이것이다. 무엇이 얼마나 좋고 나쁜지 스스로 아는 것. 필요해서 첨가물이 들어간 가공식품을 선택했다면, 첨가물의 폐해를 최대한 줄일 수 있는 조치를 취해야 한다. 결국 화학첨가물 또는 가공식품을 먹느냐 마느냐와 어디까지 허용하고 어디서부터 절대 금할 것인지의 기준은 저마다의 사정에 맞게 소비자가 스스로 정해야 하는 것이다. 그러기 위해서는 무엇이 왜, 얼마나 나쁜지, 그 첨가물 혹은 첨가물이 들어간 가공식품을 피하려면 어떻게 해야 하는지를 알고 있어야 한다.

첨가물을 피할 수 없는 시대, 지금 필요한 것은 비교적 안전한 것과 정말 위험한 것을 가려낼 지혜이다.

선택은 각자의 몫이다

수양대군으로 알려진 세조는 평생 많은 병에 시달렸던 탓에 의원과 병에 대해서는 통달했던지 《의약론醫藥論》이라는 책을 지었다. 그는 이 책에서 의원을 여덟 부류로 나누는데, 이 중 좋은 의원은 세 부류이다. 심의心醫는 마음을 편안하게 하고, 식의食醫는 환자의 음식을 조절하며, 약의藥醫는 환자에게 약을 쓴다. 능력에 따라 심의〉식의〉약의 순인 셈이다. 약을 쓰는 의사보다 음식으로 고치는 의원을 더 상급으로 쳤던 것이다. 흔히 약식동원藥食同原이라고 하는데, 약보다 음식을 앞세운 것이다. 옛날로 치면 허준 선생조차 구하기 어려운 약보다 쉽게 접할 수 있는 음식으로 치료했기 때문이고, 지금으로 치자면 아플 때 먹는 약보다 매일 먹는 밥과 음식으로 치료하는 것이 더 타당하기 때문이다. 서양의학의 원조 히포크라테스도 마찬가지였다.

필자는 여기에다 생활습관도 함께 바꾸라고 권하고 싶다. 현대인의 건강을 위협하는 것의 상당수는 먹거리이지만, 오염되기 쉬운 환경이나 잘못된 운동이나 화장법 등의 습관도 무시 못할 위협요소이기 때문이다.

  진짜 병을 예방하거나 고칠 수 있는 건 우리 의사들이 아니라 환자 자신 혹은 독자 여러분이다. 무엇을 먹을지, 어떻게 살지를 결정하고 실제로 행하는 것은 개인의 선택이기 때문이다. 이런 필자의 주장에 의아해하는 환자들도 많다. 바쁜 시간 쪼개고 비싼 돈 들여 의사를 만나러 왔으니 누가 들어도 전문적인 지식과 정보를 얻기를 바라는 것. 하지만 당연한 상식도 지키기 어려운 현실에서 누구나 아는 쉽고 평범한 방법부터 실천할지, 혹은 의사가 아니면 구분하기도 어려운 전문적인 방법만 따를지의 선택은 각자의 몫이다.

  결정했다면 남은 것은 잘못된 습관을 바꾸는 것이다. 먹는 습관, 화장습관 등을 바꿀 일이다. 물론 처음에는 귀찮고 괴로울 것이다. 스트레스를 받을 수도 있다. 그러나 2주가 지나고 한 달이 지나면 스스로 몸의 변화를 느낄 것이다. 두 달이 지나고 100일이 지나면 그동안의 노력이 아까워서라도 예전 습관으로 돌아가기 싫을 것이다. 진정한 삶의 프리미엄화를 원한다면 위험한 것을 피하는 방법밖에는 없다. 100일 후 달라질 여러분의 삶의 질을 위해 필자가 할 수 있는 것은 건강을 망치는 생활 속 독소의 위협에 대해 알려주고 그에서 벗어나라고 채근하는 것, 여기까지다.

contents

서문 4

1 자연의 탈을 쓴 화학의 맛

1. 환골탈태한 진짜 같은 가짜
토마토 맛 설탕 덩어리, 토마토케첩 18
유화제의 힘, 마요네즈 19
비만, 성인병으로 가는 지름길, 햄버거세트 21
삼총사 방부제, 발색제, 결착제가 만든 단백질 푸딩, 햄과 소시지 25
바다에서 온 단백질 푸딩, 어묵 27
중금속 주의, 통조림 29
맛있는 환경호르몬, 레토르트 식품 32

2. 원재료의 색도 모양도 알 수 없는 첨가물의 향연
첨가물 칵테일, 라면 35
'바삭'함의 두 얼굴, 과자 40
형형색색이 날린 치명타, 사탕 45
운동화 가죽의 믿을 수 없는 변신, 젤리 48
영양만점? 아니, 열량만점 시리얼 53
양의 탈을 쓴 이리, 아이스크림 56
주식의 자리를 넘보는 간식, 빵 59

3. 탐할수록 위험한 화학의 맛
뇌까지 공격하는 화학조미료 62
톡 쏘는 맛의 정체는 톡스tox, 독소, 청량음료 65

4. 위험한 음식 덜 위험하게 먹는 법
장 볼 땐 야무지게 68
조리는 안전하게 70
먹을 땐 현명하게, 배출은 초고속으로 72

2 정제를 거듭한 가공식품

1. 첨가물의 함정
몸은 쑥쑥, 하지만 뇌는 느릿느릿 키우는 분유 78
이유식이 필요한 세 가지 이유 83

진짜 유산균은 사라진 요구르트 86
　　자연발효? 아니, 공장 가공 치즈 89
　　아삭아삭한 맛의 비밀, 단무지와 피클 90
　　건어물, 그냥 먹어도 맛있는 이유 92
　　발효식품이 아닌 분해식품, 장류 93
　　뿌리 뽑히고 잘려도 시들지 않는 놀라운 생명력, 포장채소 96

2. 정제의 함정
　　달콤함의 치명적인 이면, 설탕 102
　　보이지 않는 '소금'의 행패 106
　　생명력을 깎아낸 열량 덩어리, 쌀 112
　　최초의 패스트푸드, 밀가루 115
　　기름에 대한 오해와 편견, 식용유 116

3 무서운 중금속과 환경호르몬

1. 재배/사육 환경의 함정
　　완전식품이라는 신화는 허명, 우유와 달걀 124
　　비인간적으로 사육된 육류의 복수 128
　　바다에서 온 첨가물, 냉동해산물 131
　　방치한 노후 수도관이 문제, 수돗물 132
　　농약의 힘으로 키운 과일 136

2. 유통의 함정
　　수확의 마지막 단계, 포스트 하비스트 Post Harvest 140
　　바다의 신선함을 식탁까지 가져오는 비결, 생선 143

3. 자연이 품은 독소
　　우유만 마시면 속이 거북한 유당불내성 145
　　골다공증을 부르는 산성식품 150
　　혈관의 교통정체를 부르는 콜레스테롤 152
　　자연식품 속의 독소들 154

4. 오염된 환경
　　어패류의 고향, 바다 157
　　살균처리 과정이 중요한 원유 159
　　이미 오염된 단계, 원료 161

4 나쁜 음식 궁합과 기호식품

1. 만나면 독이 되는 식품 *166*
2. 만나면 영양손실이 큰 식품
   질환별 주의해야 할 음식 *174*
3. 양날의 칼, 초콜릿 *178*
4. 나무에 달린 석유, 커피 *183*
5. 아슬아슬한 애주와 중독의 경계, 술 *189*
6. 발암물질을 말아 피우는 담배
   간접흡연자가 담배의 피해를 줄이는 식습관 *198*

5 내가 먹는 영양제가 무용지물?

1. 약을 독으로 만드는 복용법
   뭉치면 살고 흩어지면 무용지물 *206*
   함께할수록 손해 나는 마이너스 효과 *208*
   함께 먹으면 무용지물 *210*
   함께 먹으면 약이 아니라 독 *213*
   넘치면 독이 된다 *216*
   간 기능을 망치는 지름길 *220*
   젊어지려다 오히려 살찐다 *223*
2. 영양제 똑똑하게 먹는 법 *226*
3. 계절 과일과 채소를 이용한 비타민 섭취법 *234*

부록 제대로 된 다이어트와 미용법

1. 체중 관리와 체형 관리를 구분하라 *238*

2. 살 제대로 정리하는 법
    오해를 바로잡아라 *240*
    나쁜 습관을 버려라 *245*
    잘 비워내라 *247*
    좋은 습관을 들여라 *249*
    신나게 웃어라 *251*

3. 피부를 망치는 미용법
    기능성 화장품의 실체 *254*
    새로운 기술의 유혹 *266*
    홈메이드 화장품도 위험하다 *268*

4. 피부를 살리는 미용법
    기초화장품 4종 세트의 구성을 바꿔라 *270*
    화장품 궁합을 찾아라 *273*

5. 제대로 알아야 아름다워진다
    퍼머넌트와 염색 *276*
    반영구 화장 *277*
    보톡스 *278*
    필러 Filler *280*

자연의 탈을 쓴
화학의 맛

들어가기 전에

우리가 먹는 대부분의 식품의 고향은 땅이 아닌 공장이다. 속도와 효율을 중시하는 산업화시대를 지나는 동안 비약적으로 발전한 식품 가공기술은 오랜 시간과 정성을 들여야 하는 조리법을 바꾸어버렸다. 숙성은 속성으로, 발효는 단순화되거나 생략됐다. 그럼에도 불구하고 맛과 모양은 물론 향까지 원래 음식을 뛰어넘는 모방식품들이 수두룩하다. 자연 재료에 여러 가지 화학첨가물을 넣어 보기 좋고 먹기 좋게 맛을 낸 것. 그러나 재료의 종류와 함량을 보면 여러 가지 화학물질에 '자연' 재료가 '첨가' 된다고 하는 것이 더 옳을 지경이다.

식품첨가물을 나쁘다고 하는 것은 식품첨가물이 단순히 화학물질이기 때문만은 아니다. 건강에 도움이 되거나 질병 치료를 돕는 약이나 주사 역시 대부분이 화학물질이다. 그럼에도 식품에 들어가는 첨가물이 나쁘다고 하는 것은 신선하지 않은, 맛있지 않은, 먹을 수 없는 음식을 신선하고 맛있고 먹음직스럽게, 그럴싸하게 보이도록 만드는 가짜이기 때문이다. '가짜' 휘발유에 가장 많이 들어가는 것은 '진짜' 휘발유이다. 차를 움직이게 하는 동력이 된다는 점에서 가짜 휘발유와 진짜 휘발유는 다르지 않다. 하지만 가짜 휘발유는 엔진에 무리를 주고 화재가 날 가능성이 높기 때문에, 즉 안전성에서 떨어지므로 '가짜' 이다. 먹거리 역시 마찬가지이다. 맛도 모양도 자연식품과 다를 바 없이 좋다 해도 합성첨가물을 잔뜩 섞은 가공식품은 우리 몸에 심각한 부담을 주므로 '가짜' 식품이 될 수밖에 없는 것이다. 완성된 모양과 기능은 진짜와 다르지 않지만, 그 재료의 출처를 전혀 알 수 없어 안전하지도 않고 믿을 수도 없다는 것이 가짜 휘발유와 화학첨가물을 사용한 수많은 가공식품의 공통점이다.

■■ 첨가물의 종류, 기능과 부작용

종류	첨가식품	역할	부작용
방부제	햄, 라면수프 등	세균 성장을 억제해 식품의 부패와 변질 방지	발암물질, 간에 악영향, 중추신경 마비, 기관지염, 천식, 암 유발
살균제	빵, 과자, 우엉, 도라지 등	식품 살균	발암물질, 피부염, 고환 위축, 유전자 파괴, 천식, 기관지염, 알레르기 유발 등
산화방지제	과자 등	지방과 탄수화물 식품이 공기 중에서 변질되는 것 방지	발암물질, 칼슘 부족, 기형아 출산, 염색체 이상, 난폭한 성격 등
착색제	햄, 맛살 등	식품의 색을 보기 좋게 바꿈	발암물질, 간·혈액·콩팥·뇌 장애, 아토피성 피부염, 비염, 천식 유발 등
발색제	햄, 맛살 등	식품의 색을 선명하게 바꿈	간암, 빈혈, 호흡기능 저하, 구토, 발한, 의식불명 등
표백제	우엉, 연근, 도라지, 빵, 과자 등	식품의 색을 하얗게 만듦	기관지염, 천식, 위 점막 자극, 신경염, 순환기 장애, 천식, 기관지염, 알레르기 유발 등
감미료	거의 모든 식품에 들어감	설탕의 수백 배의 단맛을 냄	발암물질, 소화기 장애, 콩팥 장애 등
화학조미료	맛소금, 라면수프 등	식품의 맛을 강화	뇌혈관 장애, 성장호르몬 및 생식기능 장애, 두뇌장애, 성장장애, 대사장애, 쓴맛을 못 느끼게 함 등
팽창제	빵, 과자	빵이나 과자를 부풀림	카드뮴, 납 등 중금속 중독
유화제, 안정제	아이스크림	고체와 액체가 분리되지 않도록 결합	중금속 배출 방해, 유해화학물질 흡수 촉진

자연의 탈을 쓴 화학의 맛

1

환골탈태한
진짜 같은 가짜

토마토 맛 설탕 덩어리,
토마토케첩

건강에 좋은 토마토를 듬뿍 사용한 케첩은 몸에 좋을 것 같지만 실상은 그렇지 않다. 우선 재료부터 문제다. 태양 아래 빨갛게 잘 익은 토마토가 아닌, 아직 덜 익은 파란 토마토를 따서 후숙시키는 것이 보통이다. 그나마도 빨갛게 익은 후에도 쉽게 무르지 않도록 유전자 조작을 한 토마토이다. 다음은 조리과정. 원래 케첩은 토마토를 으깨서 껍질과 섬유질, 씨를 제거하고 은근한 불에 졸여서 소금과 향료로 맛을 내야 하지만 좀 더 구미를 당기게 하기 위해 설탕을 대량 첨가한다. 여기에 더 짙은 붉은색이 나도록 색소를 첨가하고, 맛을 내기 위해 화학조미료, 산미료, 감미료를 넣는다. 되직한 모양을 만들기 위해선 화학전분도 필수. 그중 가장 많이 들어가는 것은 바로 설탕이다. 외국에선 무슨 음식을 먹든 토마토케첩을 듬뿍 뿌려 먹는 이들을 어렵지 않게 만날 수 있다. 잔뜩 들어간 정제당의 단맛 때문이다. 단맛은 유쾌한 기분을 느끼게 하는 신경전달물질인 도파민 분비를 부추겨 중독습관이 생기게 한다.

사실 토마토케첩은 아주 훌륭한 항암식품이다. 토마토에 풍부한 리코펜은 뛰어난 항산화물질로 전립선암은 물론 흡연자의 폐암 예방에도 효과적이다. 제아무리 뛰어난 항산화물질이라도 흡연자의 폐암을 막긴 역부족인데 리코펜만은 예외인 것이다. 리코펜은 생 토마토를 먹을 때보다 토마토를 익혀 먹을 때 7배쯤 흡수가 더 잘된다. 토마토케첩은 토마토를 익혔을 뿐 아니라 한 번에 많은 양의 토마토를 먹을 수 있게 해주므로 건강에 아주 유익한 식품이다. 정제당과 각종 화학첨가물만 뺀다면 말이다. 그러므로 아이가 유난히 토마토케첩을 좋아한다면 조금 번거롭더라도 직접 만들어주자. 시간이 좀 걸릴 뿐, 그리 어렵지는 않다.

유화제의 힘, 마요네즈

원래 마요네즈는 달걀노른자와 식초, 식용유를 잘 섞어서 만든다. 식초와 기름은 물과 기름처럼 겉도는 게 정상이지만 마요네즈에서는 노른자 덕분에 잘 섞이며 고소하고 부드러운 맛을 낸다. 하지만 달걀 노른자가 아무리 천연유화제 역할을 한다고 해도 시간이 지나면 기름과 식초가 서로 분리될 수밖에 없다. 그래서 시판 마요네즈는 합성 유화제와 안정제를 듬뿍 넣어 서로 다른 성격의 식초와 기름이 시간이 오래 지나더라도 분리되지 않고 잘 섞여 있도록 만든다. 장기 보존을 위한 산화방지제와 고운 빛깔을 유지하기 위해 탈색제도 빠질 수 없다. 이왕 첨가물을 넣기 시작했으니 차진 느낌과 맛을 위해 화학전분을 넣고, 산미료, 화학조미료도 넣어 맛을 좋게 만든다. 이것이 시판 마요네즈이다.

특유의 고소한 맛 덕분에 마요네즈는 빵은 물론 채소에 찍어 먹어도 맛있고, 생선튀김에 아주 잘 어울리는 타르타르소스의 기본이 되기도 한다. 마요네즈의 고소한 맛을 즐긴다면 집에서 만들어 먹는 것이 가장 좋은 방법이다. 하지만 마요네즈 자체가 열량과 콜레스테롤이 높으므로 건강에는 좋은 식품이 아니다.

생각을 바꿔보자. 마요네즈를 꼭 달걀노른자와 식용유로 만들 필요는 없다. 고소하고 부드러운 맛을 좋아한다면 두부 마요네즈를 만들어보자. 두부를 믹서에 곱게 갈면 되직한 모양이 마요네즈와 다르지 않다. 맛 또한 고소하고 부드럽다. 다른 재료나 조리법도 필요치 않다. 숟가락으로 몇 번 뒤집어가며 두부를 믹서에 갈기만 하면 된다. 두부에는 항산화 작용을 하는 이소플라본과 비타민E가 풍부하므로 건강에도 그만이다.

비만, 성인병으로 가는 지름길, 햄버거 세트

햄버거 속 고기 패티는 유난히 부드럽다. 재료를 잘게 다져 뒤섞었기 때문에 애써 씹지 않아도 입에서 사르르 녹는다. 대신 무엇을 넣었는지 알 수 없다. 지난 해 미국산 쇠고기 수입 반대 촛불시위가 계속됐던 것도 햄버거처럼 원료인 고기를 가공한 경우 어느 부위인지, 얼마나 신선한 고기인지, 얼마나 많이 썼는지 알 길이 거의 없기 때문이다. 게다가 패티를 굽고 소스를 뿌리는 동안 다양한 맛이 섞여 장금이 뺨치는 절대미각을 가졌다 하더라도 결코 원재료를 알아내는 신기에 가까운 재주를 발휘할 수는 없다.

원래 햄버거 패티는 다진 살코기에 다양한 채소를 넣어서 뒤섞어야 하지만, 100% 순살패티라고 자랑하는 햄버거의 지방 함량40%이 삼겹살에 든 지방25%보다 높다는 점에서 햄버거 패티의 정체를 의심할 수밖에 없다. 지방 함량이 높은 만큼 열량 또한 높다. 쇠고기 패티는 불에 굽는 동안 기름이 약간 제거된다 해도 치킨버거나 피시버거, 새우버거 등의 패티는 닭고기나 생선살, 다진 새우에 튀김옷을 입혀 튀긴 것이다. 당연히 지방 함량과 열량은 높아질 수밖에 없다. 안전한 먹거리 운동을 펼치는 '다음지킴이'가 2008년 3월 패스트푸드 업체의 햄버거 세트를 조사한 결과를 보면, 세트 메뉴의 열량은 750~1,245kcal로 일일 섭취 열량의 35.7~59.2%에 달했다. 일반적으로 성인 남성의 하루 섭취 열량이 약 2,500kcal, 성인 여성은 2,000kcal 정도임을 고려하면 한 끼 식사의 열량을 훌쩍 뛰어넘고도 남는 것. 특히 지방 함량은 대부분 1일 권장량50g을 넘어서는데, 가장 높은 세트의 경우 63g으로 무려 26%나 넘어선 것도 있다.

업체별 햄버거 세트류 평균 열량

버거킹	993.54kcal
맥도날드	985.55kcal
KFC	925.6kcal
롯데리아	850.97kcal
파파이스	819kcal

지방 1일 권장량을 초과한 햄버거 세트

업체명	제품명	지방 함유량
버거킹	치즈와퍼 세트	63g(26% 초과)
버거킹	치킨버거 세트	58g(16% 초과)
맥도날드	빅테이스티 세트	55g(10% 초과)
버거킹	와퍼 세트	55g(10% 초과)
버거킹	베이컨더블치즈버거 세트	54g(8% 초과)
롯데리아	메가빅파프리카 세트	53.8g(7.6% 초과)
롯데리아	유러피언프리코치즈 세트	50.7g(1.4% 초과)

※출처: 환경정의(www.eco.or.kr) 다음지킴이 게시판

이처럼 높은 열량과 지방량은 나날이 증가하고 있는 소아비만과 패스트푸드 섭취가 별개가 아님을 보여준다. 패스트푸드만 먹으면 몸이 어떻게 변하는지를 보여준 다큐멘터리 〈슈퍼 사이즈 미Super Size Me〉의 감독이자 주인공은 패스트푸드만 먹고 산 지 불과 한 달 만에 체중이 11.3kg 늘었으며, 혈

당과 콜레스테롤 급상승, 고혈압 및 지방간 등의 증상을 보였다. 살이 찌는 것은 물론 단일 질환 중에서는 사망률이 가장 높은 각종 성인병 위험에도 노출되는 것이다. 그래서 일각에서는 패스트푸드fast food가 아니라 패스트데스fast death라고 말하기도 한다.

지나친 지방 섭취는 대장암과 유방암 등 선진국형 질병의 원인이다. 지방 소화를 위해 분비된 담즙의 데옥시콜산 성분이 십이지장에서 세균에 의해 분해되면 결장암 유발물질로 변하고, 지방 섭취가 많을수록 유방암 가능성을 높이는 여성호르몬인 에스트로겐은 과다 분비되기 때문이다.

영양뿐 아니라 조리법도 문제다. 주로 기름에 튀기는 조리법은 완성된 음식의 열량을 높이는 것은 물론 튀길수록 기름이 산화된다는 단점이 있다. 기름을 고온에서 여러 번 재사용하면 기름이 산화되면서 과산화지질이 만들어진다. 과산화지질이 단백질과 결합하면 노화물질인 리포푸스친이 되고, 이것이 뇌세포에 쌓이면 기억력이 나빠지고 판단력도 흐려진다.

문제는 햄버거 같은 패스트푸드에 일단 맛을 들이면 자꾸 또 먹고 싶어진다는 점이다. 달고 짜고 부드러운 맛에는 중독성이 있기 때문이다. 여러 가지 실험을 통해 패스트푸드에 듬뿍 들어 있는 정제된 설탕과 소금, 지방이 니코틴담배이나 모르핀마약에 중독됐을 때처럼 뇌의 생화학적인 변화를 일으킨다는 것이 밝혀졌다. 그 중독성의 근원에는 화학조미료와 정제된 설탕과 소금, 지방이 있다.

햄버거 세트의 실체

햄버거를 위시한 패스트푸드를 부르는 또 다른 이름은 정크푸드Junk Food, 쓰레기 음식이다. 열량은 높은 반면 영양은 거의 없고, 대신 수많은 첨가물이 잔뜩 들어갔기 때문이다. 그래서 종종 체격은 부모세대보다 훨씬 크지만 체력은 현저하게 떨어지는 허우대만 멀쩡한 청소년들이 많아진 탓을 패스트푸드에 돌리기도 한다.

햄버거 세트엔 뭐가 들었을까?

- 토마토케첩, 허니머스타드 등 소스와 피클, 치즈와 버터: MSG(감칠맛), 아질산염(색소), 설탕과 소금, 보존제 등
- 햄버거 패티: 안정제, 유화제, 보존제, 살균제, 산화방지제, 착색제, 발색제, 탈색제, 감미료, 팽창제 등(수많은 첨가물로 질이 좋지 않은 고기를 그럴듯한 식감과 맛을 지닌 고기로 환생)
- 빵과 채소: 정제밀과 포장채소 사용(비타민과 미네랄 부족)
- 탄산음료: 정제설탕, 식염(칼슘, 마그네슘 등 미네랄 부족)

내 가족을 위협하는 밥상의 유혹

삼총사_{방부제, 발색제, 결착제}가 만든 단백질 푸딩, 햄과 소시지

햄과 소시지는 고기를 오래 보관하려는 노력에서 출발했다. 상하지 않게 하려고 고기를 소금에 절이거나 훈제를 하거나 삶아서 독특한 풍미를 보탠 것이다. 차이가 있다면 햄은 고기를 통째로 절이는 반면, 소시지는 고기를 갈아 동물의 내장이나 인공 케이싱에 넣는다는 점이다. 태생적으로 결함을 지닌 것이다. 속도를 중시하는 현대사회에서는 시간이 오래 걸리는 염장이나 훈제 대신 화학방부제라는 간편한 방법을 선택했기 때문이다. 진짜 햄과 소시지의 배후로서 천연방부제 역할을 하던 소금과 훈제가 빠지니 맛과 향이 만족스럽지 않게 마련, 그래서 부족한 풍미는 다른 첨가물로 해결해야 했다.

다행(?)히도 발색제인 아질산염나트륨이 풍미까지 책임진다. 고기의 먹음직스런 붉은색을 내는 발색제인 아질산염나트륨은 고기에 풍미를 더하고 미생물 성장을 억제하는 일석삼조의 효과를 내므로 육가공 과정에는 거의 필수인 첨가물이다. 그런데 소화과정에서 아질산염은 고기나 생선 속 아미노산의 일종인 아민과 만나면 위암의 강력한 발암인자인 니트로소아민을 만든다. 물론 니트로소아민은 자연적으로도 만들어진다. 삼겹살처럼 구운 고기를 상추쌈에 싸서 먹을 때도 질산염과 아민이 만나 니트로소아민이 만들어진다. 하지만 무엇이든 천적은 있는 법. 니트로소아민 발생과정을 억제하는 것은 비타민C이다. 고기를 쌈에 싸 먹는 경우 니트로소아민이 발생하더라도 푸른잎채소인 상추의 비타민과 미네랄, 쌈에 곁들이는 고추에 풍부한 비타민C와 마늘의 알리신 성분이 발암물질 생성을 강력하게 억제할 수 있다.

하지만 첨가물 푸딩인 햄과 소시지에서는 이런 작용을 기대할 수 없다. 한편 햄과 소시지는 염장이나 훈제 과정에서 수분이 빠지면서 특유의 쫄깃하고 탄력 있는 식감을 준다. 공장에서 만든 햄과 소시지에서 이를 대신하는 것은 결착제인 인산염이다. 하지만 인산염 역시 뒤로는 날카로운 칼을 숨기고 있다. 청량음료에서 살펴볼 수 있듯, 칼슘 흡수를 방해하는 것은 물론 뼈나 치아 속 칼슘까지 빼앗아 인산칼슘으로 변신한 후 체외로 빠져나가는 것. 덕분에 칼슘과 나트륨의 균형을 깨뜨려 신진대사에도 문제가 생기고, 뼈와 치아를 부실하게 하며, 성격을 예민하게 만들 수 있다.

방부제 한 가지만 들어가도 해로운데 발색제와 결착제까지 세트로 들어가는 데다 유화제나 산도조절제 등 다른 화학첨가제도 빠지지 않는다. 이런 화학첨가제의 시너지 작용이 건강에 이로울 리 없다. 특히 방부제인 소르빈산과 발색제인 아초산염이 어울리면 암세포 같은 돌연변이 세포가 생기는 것을 부추긴다.

그럼에도 불구하고 육가공 업체가 이 삼총사를 포기하지 못하는 것은 원재료인 고기가 부실한 탓이다. 햄의 스페인어인 '하몽Jamon'은 본래 소금에 절인 돼지 뒷다리살을 의미한다. 하지만 요즘 햄은 가격을 낮추기 위해 잡다한 부위를 갈아서 만든다. 원료 대비 양을 늘리기 위해 물도 넣는다. 대두단백이나 난백 같은 단백질과 물을 섞어 젤리 형태로 만들어 고기에 주사하듯 주입한 후 잘 섞이도록 마구 두드리는 것이다. 방부제는 논외로 친다 해도 발색제나 결착제 등을 넣지 않는다면 전혀 먹음직스럽지 않은 단백질과 지방 덩어리일 뿐이다. 이를 진짜 햄이나 소시지가 그렇듯 보기 좋고 먹기 좋고 맛도 좋은 상태로 만들려면 화학첨가물의 힘을 빌리지 않을 수 없다.

첨가물 업체의 손꼽히는 세일즈맨에서 첨가물 반대 전도사가 된 아베 쓰카사는 그의 책 《인간이 만든 위대한 속임수 식품첨가물》에서 이를 푸딩햄이라 표현했다. 젤라틴에 설탕과 우유, 과일 등을 넣어 굳힌 푸딩처럼 고기를 물에 넣어 굳힌 햄이라는 것. 돼지고기 100kg으로 햄을 만들면 120~130kg으로 늘어난다고 한다. 원래 햄이나 소시지를 만드는 방법대로 염장한 후 훈제하거나 삶으면 양이 줄어야 하는데 오히려 늘어난 것이다.

데쳐서 요리하세요

햄이나 소시지, 어묵을 요리에 사용하기 전 뜨거운 물에 데치면 방부제인 소르빈산을 어느 정도 줄일 수 있다. 열량도 약간 낮아지니 일석이조이다. 데치는 것이 번거롭고 맛을 떨어뜨려 꺼려진다면 팔팔 끓는 물을 끼얹는 것도 방법이다.

바다에서 온 단백질 푸딩, 어묵

재료가 좋으면 무슨 음식이든 대체로 맛있는 법이다. 반대로 맛없는 재료를 맛있게 만들려면 무엇인가를 많이 넣어야 한다. 바로 어묵과 맛살이 그렇다. 김밥에 빠지지 않는 게맛살, 떡볶이와 김밥의 단짝인 어묵의 공통점은 생선살로 만든다는 점이다. 특유의 감칠맛으로 먹고 또 먹고 싶지만, 실은 생선살만으로는 별 맛이 나지 않는다. 우리가 생선요리를 먹는 방법을 떠올려보라. 회는 간장이나 초장 혹은 쌈장에, 생선구이는 간장양념에 찍어 먹는다. 찜을 할 때에도 간장이나 고춧가루로 간간하게 혹은 매콤하게 양념을 한다. 하지만 어묵은 굳이 간장을 찍지 않아도 특유의 단맛과 함께 감칠맛까지 감돈다. 자연산 생선은커녕 품질이 형편없는 원료를 썼을 것이 분명한데도 말이다. 비결은 역시 화학첨가물이다. 단맛을 내는 사카린나트륨, 조미료인 MSG, 부드러움과 끈기를 주는 결착제 인산염, 방부제인 소르빈산, 색을 내기 위한 발색제와 함께 뽀얀 색을 유지하기 위해 표백제도 사용하는데, 놀랍게도 상처소독제인 과산화수소가 표백제로 이용된다. 햄과 소시지가 육류를 이용한 단백질 푸딩이라면, 어묵이나 맛살은 해물을 이용한 단백질 묵인 셈이다.

첨가물을 종합선물세트처럼 쏟아 붓는 이유는 역시나 원재료에 있다. 어묵은 주로 명태를 이용하는데, 생선 살과 뼈를 분리하고 물기를 빼서 1차 가공한 것을 사용한다. 이 상태에서는 생선의 신선도는 물론 종류와 사용된 부위조차 알 수 없다. 가끔 어묵을 먹다 보면 거칠거칠한 것을 느끼게 되는데, 이런 경우는 생선살뿐 아니라 뼈까지 통째로 갈아 쓴 탓이다.

어묵이나 맛살을 요리할 때는 채소를 많이 사용하는 것이 좋다. 어묵국을 끓였다면 어묵만 골라 먹을 게 아니라 국물을 내기 위해 넣은 무도 아낌없이 먹길 권한다. 무에는 소화효소도 많고, 푹 익은 무에는 섬유질이 풍부해서 배변활동을 원활하게 해 독소가 빨리 배출되도록 돕는다. 맛살이라면 데친

파로 맛살을 감싸 파강회를 만들거나, 김밥을 쌀 때 넣는다면 우엉이나 당근 등 섬유질과 비타민이 풍부한 채소와 함께 조리하면 첨가물의 폐해를 줄일 수 있다.

중금속 주의, 통조림

장기 보존에는 통조림을 따라갈 수 있는 게 없다. 전쟁 중 과일이나 채소 같은 신선식품을 오래 보관하기 위해 개발된 통조림은 본래는 캔이 아닌 병조림에서 시작됐다. 그러나 지금의 통조림은 대부분 알루미늄이나 양철통을 이용한다. 덕분에 중금속 중독 문제에서 빗겨갈 수 없다. 이는 통조림뿐 아니라 캔음료나 레토르트 식품 역시 마찬가지이다.

우선 알루미늄 캔의 문제를 살펴보자. 알루미늄은 중금속치고는 빨리 배설되는 편이라고는 하지만, 혈액과 간으로 들어간 경우만 그럴 뿐이다. 뼈에 쌓이면 칼슘을 빼내 뼈가 약해지는 골연화증과 골다공증, 빈혈을 일으킨다. 뇌에 쌓이면 뇌신경세포에 중요한 작용을 하는 기능성단백질과 효소의 활동을 막는다. 실제로 알츠하이머 치매 환자의 약 50%의 뇌에 알루미늄이 축적되어 있다는 연구 결과도 있다. 알츠하이머 치매의 원인으로 지목받는 것도 바로 이 때문.

뿐만 아니라 파킨슨씨병, 위장장애, 신장장애, 구루병, 수족 마비, 기억력 저하, 언어장애, 구내염, 관절염, 정서불안 등 다양한 질병의 원인이 될 수 있다. 신장이 약해 배설기능이 떨어지는 환자나 어린이, 고령자는 적은 양의 알루미늄이라도 몸에 쌓일 수 있다. 굳이 통조림이 아니더라도 알루미늄을 흡수할 계기는 너무나 많다. 캔음료나 캔맥주를 많이 마시면 하루에 수 mg가량의 알루미늄을 섭취한다는 보고도 있다. 알루미늄이 들어 있는 제산제를 복용한 후에 오렌지주스를 마시는 것도 몸속에 알루미늄이 쌓이게 하는 지름길이다.

주방에서 쓰는 포일부터 비행기와 전자제품, 조리기구와 진통제 등에도 폭넓게 사용되는 알루미늄은 산성비를 통해, 산성화된 흙을 통해, 그 흙에서 자란 식품을 통해서도 우리 몸에 쌓인다. 알루미늄을 배출하려면 푸른잎 채소를 듬뿍 먹고 견과류를 꾸준히 섭취하는 것이 도움이 된다. 푸른잎에 풍부한 마그네슘과 칼슘, 비타민C 등과 견과류에 풍부한 비타민E가 알루미늄이 몸 밖으로 배출되는 것을 촉진하기 때문이다.

알루미늄보다 단단한 양철통은 철강 원판에 주석을 도금한 것이다. 보존기간이 길어지면 용기가 손상되면서 주석이 녹아나올 수 있다. 특히 뚜껑을 딴 채로 방치하는 것은 주석이 녹아나오길 기다리는 것과 마찬가지이다. 과일 통조림처럼 산이 들어 있는 식품은 산소와 과일 속의 산의 작용으로 시간이 지날수록 주석이 점점 더 많이 녹아나올 수 있다. 주석은 구토, 마비, 중추신경계 장애 및 칼슘대사 이상 등을 일으킨다. 당장 증상이 나타나지 않는다 해도 중금속은 일단 몸에 들어가면 계속해서 축적되는 성질이 있으므로 장기간 노출되면 성장 지연, 빈혈 등의 증상이 나타난다.

병조림은 안전할까?

통조림의 '통'이 문제라면 유리병을 이용한 병조림은 안전할까? 중금속 중독 위험은 덜 수 있지만 영양 면에서 보자면 안전하다고 답할 수는 없다. 가정에서 만들지 않는 한, 2~3년이나 되는 장기 보관에도 맛과 향, 모양을 유지하기 위해 다양한 첨가물을 사용하기 때문이다. 정제된 설탕과 단맛을 내는 각종 감미료에 향미 유지와 보존을 위한 발색제, 산화방지제는 기본 옵션으로 포함된다. 과일은 고체와 액체가 분리되지 않도록 안정제를 사용하고, 고기는 고운 빛이 고스란히 유지되도록 착색제와 발색제를 사용한다.

재료를 어떻게 다듬었는가도 짚어봐야 할 문제이다. 과일 중 황도나 밀감, 깐 포도 등은 먹기 좋도록 껍질만 제거하고 알맹이의 모양은 고스란히 유지하고 있는데 그 비결이 바로 염산이다. 사람이 일일이 깐다 해도 웬만한 정성이 아니면 나올 수 없는 모양을 만들 수 있었던 것은 부식성이 강한 염산을 사용해 껍질만 녹였기 때문이다. 그리고 염산을 중화시키기 위해 카제인나트륨을 넣는다. 하지만 완제품의 포장에선 '염산'이라는 두 글자를 눈을 씻고 봐도 찾을 수 없다.

염산처럼 제조과정에서 중화되거나 휘발되는 등 제거되는 경우, 즉 완제품에 그 물질이 남아 있거나, 직접 영향을 주지 않는다면 포장에 기록하지 않아도 되기 때문이다. 뒤에서 다시 언급하겠지만, 포장채소의 소독제나 표백제, 포테이토칩을 만들 때 감자의 갈변을 막기 위해 넣은 표백제는 제품을 만드는 과정에서 모두 사라졌으므로 기록하지 않아도 법적으로는 문제될 것이 없다.

맛있는 환경호르몬, 레토르트 식품

카레, 자장 등 간단하게 물에 데치거나 떡볶이, 밥, 국, 찌개 등 뜨거운 물만 부으면 먹을 수 있는 레토르트 식품은 출처와 신선도를 보장할 수 없는 원재료, 화학조미료와 첨가물 범벅이라는 점에서 내용물의 문제는 여느 가공식품과 비슷하다. 하지만 정작 가장 큰 문제인 환경호르몬의 위험성은 간과되고 있다.

환경호르몬은 생물의 호르몬과 화학적으로 비슷한 구조를 가진 화학물질이다. 농약이나 중금속, 합성세제, 플라스틱, 컵라면 용기의 플라스틱 필름과 알루미늄 포일 등을 통해 체내로 흡수되면 성호르몬을 교란시키거나 내분비 체계를 억제해 정상적인 호르몬 대사작용을 방해한다. 덕분에 어류나 동물에서 암컷의 수컷화, 수컷의 암컷화 성향이 나타나며, 사람에게도 정자 수 감소나 기형아 출산 등 생식 계통의 이상을 불러일으킨다. 더불어 뇌와 면역기능에도 치명적인 영향을 미친다. 특히 태아 때와 생후 2년 동안 환경호르몬에 노출돼 갑상선호르몬 분비량이 너무 낮아지거나 높아지면 뇌와 신경계가 영구 손상을 입어 지능 저하, 행동장애, 학습장애 등이 나타날 수도 있다.

이런 환경호르몬은 용기에 열을 가하는 과정에서 발생한다. 쓰레기 소각장을 동네에 못 들어오게 하는 님비 NIMBY, Not In My Backyard 현상이 내세우는 주요 이유도 쓰레기를 태우는 과정에서 발생하는 다이옥신 같은 환경호르몬이다. 물에 데치거나 전자레인지에 넣고 돌리기만 하면 먹을 수 있는 카레나 자장, 파스타, 만두 등을 담은 플라스틱 필름이나 알루미늄 포일도 마찬가지이다. 전자레인지나 뜨거운 물 속에서 환경호르몬이 녹아나올 수 있다. 한약이나 홍삼추출액 등 건강보조식품의 포장재도 마찬가지인데, 뜨거운 물로 데울 때는 물론 제품을 포장하기 위해 고온으로 밀봉하고 살균할 때도 환경호르몬이 나올 수 있다. 같은 맥락에서 음식이 뜨거운 상태에서 랩을 씌우거나 플라스틱 그릇 또는 젖병을 전자레인지에 넣는 것도 마찬가지, 컵라면에 뜨거운 물을 붓고 전자레인지에 가열하는 것은 환경호르몬이 진하게 우러나도록 정성을 들이는 것과 다르지 않다. 요즘은 컵라면 용기가 대부분 종이컵으로 바뀌긴 했지만, 종이컵도 내부를 비닐 코팅하므로 아주 안전한 것은 아니다. 플라스틱이나 알루미늄 포장용기에 담긴 레토르트 식품을 꼭 사용해야 한다면 포장용기에서 덜어 유리나 사기 그릇에 담아 전자레인지에 넣는 것이 안전하다.

캔커피를 뜨겁게 마시는 것도 마찬가지이다. 온장고는 전자레인지나 끓는 물에 비하면 비교적 온도가 낮은 편이긴 하지만 온도가 높거나 시간이 흐르면 캔음료에서도 환경호르몬이 검출된다. 캔음료에서 환경호르몬인 비스페놀A를 검출해낸 부경대 류병호 교수의 연구가 이를 증명한다.

편의점 음식이 위장병, 비행청소년을 키운다?

패스트푸드점, 편의점, 동네 슈퍼에 즐비한 패스트푸드의 장점은 맛있고 간편하고 혼자 먹어도 외롭지 않다는 것이다. 1인분에 맞게 포장되어 있어 음식물 쓰레기도 별로 발생하지 않고, 종류 또한 다양해 얼마든지 골라 먹을 수 있다. 보기 좋은 떡이 먹기에도 좋다는 옛말에 값도 싸고 시간도 아껴준다는 점을 보태도 무방할 정도로 장점이 많다. 그러나 이는 곧 패스트푸드가 가진 치명적인 단점이기도 하다.

우선 혼자 먹다 보면 빨리 먹게 된다. 빨리 먹는 것은 과식을, 과식은 비만을 부른다. 만성적인 소화불량에 시달리는 것은 당연지사. 특히 청소년의 경우, 부모가 맞벌이를 하거나 학교에서 학원으로 바쁘게 돌아다니느라 혼자서 패스트푸드로 배를 채우는 일이 많다. 혼자 먹는 데다 영양은 부실하고, 달고 짜고 자극적인 성분이 많은 패스트푸드는 청소년의 성격을 공격적으로 만드는 요인이기도 하다. 마음을 안정시키는 미네랄은 현저히 부족하기 때문이다. 실제로 비행 청소년의 공통점 중 하나는 혼자 밥을 먹곤 했다는 점이다.

2

원재료의 색도 모양도 알 수 없는 첨가물의 향연

첨가물 칵테일, 라면

라면의 원조는 일본이지만, 맛으로는 우리나라 라면을 따라오지 못한다. 특유의 감칠맛 덕분이다. 라면은 물을 붓고 끓이기만 해도 맛있게 한 끼 식사를 해결할 수 있고, 등산이나 해외여행을 갈 때 휴대하는 것은 물론 조리법에 따라 간식이나 요리처럼 변신하기도 한다. 이런 라면에 들어가는 첨가물의 종류는 끝도 없다. 우선 그 양부터 엄청나다. 라면 한 봉지에는 1.65g의 화학조미료가 들어가는데, 세계보건기구가 성인의 화학조미료 1일 사용량을 3~5g으로 제한한다는 점을 고려하면 라면에 들어간 화학조미료의 양이 얼마나 엄청난 것인지 짐작할 수 있다. 화학첨가물뿐 아니라 나트륨정제염의 양도 엄청나다. 라면 한 봉지의 나트륨 함유량은 평균 2,143.2mg으로 성인 1일 나트륨 제한량의 2/3 3,450mg에 해당한다. 지나친 나트륨 섭취는 고혈압과 신장병은 물론 소변으로 칼슘을 배출시켜 뼈까지 약하게 만든다. 특히 신장이 아직 미숙한 어린아이가 과다 섭취할 경우 사망할 수도 있다.

이제 본격적으로 수프의 비밀을 탐구해보자. 라면 맛의 핵심이자 라면을 문제적 식품으로 만드는 주범인 수프는 종류에 따라 쇠고기맛, 멸치맛, 해물맛 등 다양하다. 상식적으로는 이런 맛을 내려면 쇠고기나 멸치 등 원재료로 국물을 낸 뒤 이를 건조 가공하는 것이 맞다. 그러나 그렇게 해서는 수지타산이 맞지 않는다. 그래서 라면수프는 기본적으로 소금에 화학조미료를 넣어 맛을 내고, 라면 맛에 따라 해물풍미분이나 쇠고기풍미분 등 다양한 분말과 향신료를 넣는다. 국물이 시원하도록 맛을 내며 자꾸 국물을 먹고 싶게 하도록 산미료도 넣고, 맛도 모양도 진한 국물이 되도록 증점제도 넣는다.

얼큰한 우동 맛을 자랑하는 한 라면은 MSG를 넣지 않았음을 포장지에 자랑스럽게 표기하고 있다. 사실 나쁜 물질을 넣지 않았다고 광고하는 제품은 역설적으로 그동안 해로운 물질을 첨가했음을 자인하는 셈이다. 요즘 물과 쌀로만 지었다는 인스턴트 밥 광고가 방송되고 있는데, 그렇다면 그동안의 인스턴트 밥에는 물과 밥 외에 다른 무엇이 들어 있었는지 한번 생각해볼 일이다. 집에서 밥을 지을 때는 물과 밥이면 충분하니 말이다.

■■ 해물라면의 원재료

유통기한: 후면 표기일까지 • 식품의 유형: 유탕면류
원재료명 및 원산지:원(소맥분(호주산), 전분, 팜유, 피중전분, 혼화유수분, 난기탈숨, 정제염, 에그밀에이스트, 면류첨가알칼리제(산도조절제), 혼합제제(산도조절제), 올리고녹차풍미액, 비타민E, 스프릭첨가제, 조미양념분, 감칠조미분, 볶음양념분, 정백당, 포도당, 홍합야채에이스분말, 홍합간장말, 고추가루, 건장조미분말, 조미아미노산간장분말, 홍합지배에이스분말, 행비증진제, 복합(강조취분말, 분말간장, 오징어초분말, 해물에이스, 가다랑어분말, 후추가루, 향추출물분말, 해물종미분말, 호화옥수수분, 마늘에이스, 홍합풍미분, 우마조미분, 양파풍미분, 볼리민조미분, 볼리민조미분, 진만기조미분, 분말카레분(가르가격수, 굴양념분), 가다랑어조미분, 양파종미, 호요추출물, 매운양념분, 견매액, 오징어후추레이크, 건파, 건강근, 건다시마, (소맥분분말), 난기탈숨(게란), 말치지두(제주), 돈지미지고기, 유청분말(우유), 꽃게에이스트(게), 새우분말(새우)

짭조름한 라면수프에 설탕^정백당이 들어가 있는가 하면, 면에도 수프에도 진짜 녹차가 아닌 녹차풍미액이, 진짜 홍합이나 양파가 아닌 홍합풍미분, 양파풍미분이 들어가 있음을 알 수 있다. 수프에 사용되는 수많은 조미분말을 무엇으로 만들었는지는 관계자가 아니라면 알 수 없는 노릇이다. 게다가 채소 수프에 든 채소는 찌고 말리는 동안 비타민과 미네랄을 다 잃어 그럴듯한 모양을 내줄 뿐 영양을 기대하긴 어렵다.

라면은 각종 첨가물의 칵테일인 셈이다. 문제는 각각의 첨가물이 식품 속에서, 몸속에서 섞이며 칵테일이 됐을 때 어떤 문제가 생길지 정확히 알 수 없다는 점이다. 모든 첨가물은 엄격한 실험을 거쳐 안정성을 검증받은 후 엄격하게 관리되고 있다. 국가가 나서서 관리한다는 것이 곧 식품첨가물의 위험성을 방증하는 것이지만, 어쨌거나 소비자인 우리들은 안전하다고 믿고 먹는 것이다. 〈식품첨가물공전〉에 의하면 2009년 현재 우리나라에서 허용하는 식품첨가물은 화학적 첨가물 432종, 천연첨가물 206종, 혼합제제 7종 등 모두 645종에 달한다. 각각 사용량은 물론 사용법이나 포장지 표기법까지 국가식품의약안전청가 관리한다. 문제는 독성 테스트와 사용량을 정할 때 각각의 물질을 기준으로 하지, 이 모든 것이 복합된 상황을 고려하지는 않는다는 점이다. 이들 중 무엇과 무엇이 만나 우리 몸에 영향을 미칠지 우리는 알지 못하기 때문이다. 또한 허용된 첨가물 중 어떤 것은 시간이 흐르면 유해 물질로 판명되기도 한다.

병원에서 약을 처방할 때 의사는 환자에게 함께 먹으면 약효가 줄어들거나 부작용이 나타날 수 있는 다른 약이나 음식을 미리 알려주고 함께 먹지 않도록 환자에게 주의를 준다. 약이나 음식에 들어 있는 특정 성분끼리 만나면 약성이 강해지거나 효과가 없어질 수도 있기 때문이다. 약이나 가공식품이나 화학성분을 기본으로 하기는 마찬가지인데, 약은 길항작용에 대한 주의를 주고 복용량과 섭취량을 제한하지만 가공식품은 그렇지 않다. 또한 약을 처방할 때는 약 자체가 갖고 있는 부작용을 줄이는 방향으로 조제하거나 부작용을 환자에게 미리 설명을 해야 한다. 위에 부담이 큰 약이라면 소화제를 함께 처방한다거나, 흔한 감기약을 처방할 때조차 졸릴 수 있음을 미리 고지한다. 반복된 연구와 임상실험 결과 약의 특징과 부작용이 드러났기 때문이다. 그러나 첨가물은 약품처럼 사람을 대상으로 임상실험을 하지도 않았고, 각각의 첨가물의 특성과 부작용 그리고 여러 가지 첨가물을 복합적으로 사용했을 때 나타나는 현상에 대한 고지는 가공식품의 포장지 어디에서도 찾아볼 수 없다. 그러므로 첨가물 사용량이 법정 기준치 이내이므로 안심하고 먹어도 된다는 조언은 사실상 무효이다.

흔히 라면은 수프만 문제라고 생각하는데, 앞의 라면 원재료가 보여주듯 첨가물은 수프뿐 아니라 면에도 들어간다. 면의 원재료는 밀가루, 하지만 기름에 튀기는 동안 단백질은 파괴되고 탄수화물과 지방만 남아 열량 높은 식품으로 바뀐다. 대신 맛을 위해 여러 가지가 첨가된다. 면을 쫄깃하게 만들려면 면류 알칼리제가, 면을 튀기는 기름의 산화를 막으려면 산화방지제가, 먹음직스런 색을 내려면 착색제가 필요하다. 과자처럼 면만 먹는 이들도 있는데 이들이 맛있다고 느끼는 데는 이유가 있는 셈이다. 면을 튀기는 기름도 문제이다. 한때 공업용 기름을 사용해 문제가 된 적도 있었지만 지금은 다행히 식물성 기름인 팜유를 사용한다. 그런데 팜유의 포화지방산은 50%로 쇠고기 45%보다 지방이 많다. 자연히 열량도 높고 혈액을 끈적끈적하게 만들어 고지혈증이나 고혈압을 유발한다. 콩기름을 쓰는 라면도 있긴 하지만 이 역시 가정에서 쓰는 콩기름 식용유와는 다르다. 유통과정에서 변질되지 않도록 수소를 넣은 탓에 식용유보다 포화지방산이 훨씬 많아졌기 때문이다.

  다이어트를 하는 여성들 중 라면 면발을 미리 끓여 기름기를 제거한 후 미리 끓여둔 수프를 붓는 이들이 있다. 전체 섭취 열량을 낮추기 위함인데, 이는 제법 좋은 방법이다. 열량을 낮추는 것은 물론 산화방지제 등도 어느 정도 줄일 수 있다. 좀 더 건강한 라면을 만들려면 라면에 들어 있는 수프는 절반에서 2/3가량만 사용하고 버섯이나 양파, 파, 다시마 등 채소와 해조류를 듬뿍 넣는 것이 좋다. 채소와 해조류에서 육수가 우러나오면서 국물의 감칠맛은 배가되고 부족한 비타민과 미네랄을 채워줄 것이다. 밑반찬으로는 단무지보다는 김치를 선택하는 것이 영양 면에서 훨씬 유리하다.

> **라면보다 맛있는 후루룩 국수 삶기**
>
> 라면을 선택하는 이유 중 하나는 간편하기 때문이다. 하지만 국수도 비교적 간단하게 만들 수 있다. 우선 미리 만들어놓은 천연조미료 가루를 한 소끔 끓여 멸치 육수를 만든다. 여기에 양파와 애호박, 기호에 따라 버섯 등을 넣으면 된다. 그리고 팔팔 끓는 물에 면을 삶는다. 면을 삶을 때는 면이 끓어오르면서 거품이 일 때 찬물을 한 컵 넣어줘야 면이 쫄깃하고 탄력이 있다. 삶아놓은 면에 육수를 부으면 끝. 기호에 따라 다진 쇠고기볶음이나 달걀지단을 얹으면 더욱 맛있는 국수를 즐길 수 있다.
>
> 라면을 끓이듯 육수에 바로 국수 면을 넣고 삶아도 되긴 하지만, 그러면 국물이 걸쭉해지고 면발의 탄력이 줄어든다는 단점이 있다.

'바삭'함의 두 얼굴, 과자

유아용 과자는 사실 맛이 없다. 아무런 첨가물도, 양념도 넣지 않고 기름에 튀기거나 굽지도 않았으므로 입 안에서 사르르 녹는 것 말고는 아무런 맛도 없다. 그래서인지 어린아이가 일반 과자나 케이크를 처음 먹게 되면 대단히 황홀한 표정을 지으며 신이 나 어쩔 줄을 모른다. 그리고는 배불러 더 이상 못 먹을 때까지 "또 줘"를 연발한다. 어째서 그렇게나 황홀할 정도로 맛이 있는 걸까?

입 안에서 바삭하게 부서지든, 부드럽게 녹아내리든 대부분의 과자의 공통점은 기름에 굽거나 튀긴다는 점이다. 이처럼 기름을 사용한 제품은 봉투 뒷면을 보면 '유탕처리제품'이라고 적혀 있다. 라면의 면발을 튀기듯 과자 반죽을 기름으로 조리한 것이다. 그런데 사실은 바삭하다고 모두가 튀긴 것은 아니다. 포테이토칩처럼 바삭하게 부서지는 튀김 스낵의 대부분은 튀긴 게 아니라 유지를 뿌린 것이다. 그렇다면 과자의 문제점은 기름지방에서 찾을 수 있을 터. 지방은 보통 트랜스지방과 열량을 문제로 꼽는다. 물론 이도 만만치 않은 문제이다. 액체인 식물성 기름을 마가린이나 쇼트닝 같은 고체 상태로 만들 때 생기는 트랜스지방은 일종의 돌연변이다. 돌연변이 세포 덩어리인 암이 생명을 위협하는 것처럼 지방계의 돌연변이인 트랜스지방은 심혈관계 질환은 물론 당뇨, 암, 알레르기 위험을 높인다. 식물성 기름으로 튀김을 할 때 자연적으로 생기기도 한다.

 기름으로 조리한 것은 쉽게 산화된다. 집에서 튀김을 한 후 시간이 조금만 지나도 곧 눅눅해져 버린다. 바삭한 맛은 사라지고 느끼한 맛이 강해지는 한편, 비타민C도 파괴된다. 게다가 기름이 산화된 과산화물은 설사나 복통을 유발할 수도 있다. 그런데 공장에서 만든 과자는 절대 눅눅하지 않다. 만든 지 일주일이 됐든 한 달이 됐든 봉투를 뜯기 전에는 언제나 바삭하고 맛은 고소하다. 포장을 잘해 공기를 차단했기 때문만은 아니다. 며칠씩 공기 중에 노출시키지 않는 한 한나절 이상 바삭함을 유지한다. 길고 긴 유통기한 동안 기름이 산화되는 것을 막기 위해 산화방지제를 사용했기 때문이다. 한때 영국과 일본에서 아이들이 특정 포테이토칩만 먹으면 안절부절못하고 침착성이 없어지고 성격이 난폭해지는 경향을 보여서 소비자단체가 조사에 나선 적이 있었다. 그 결과 BHA부틸히도로키시아니솔와 BHT부틸히도로기시토후엔라는 산화방지제가 들어 있는 것으로 밝혀졌다. 그 후 이 물질들은 세계적으로 금지됐지만, 다른 산화방지제는 여전히 과자를 비롯한 수많은 식품에 사용되고 있다.

물론 기름을 사용하지 않은 과자도 있긴 하다. 그렇다면 구운 것은 안전할까? 안전하다면 이 책에 등장할 이유가 없었을 것이다. 산화방지제만큼이나 문제가 되는 것이 바로 표백제이다. 빨래를 더 희고 깔끔하게 하기 위해 넣는 표백제가 과자에도 바로 같은 이유로 사용된다. 깔끔하고 담백한 맛과 어울리는 베이지색 과자에는 대부분 아황산계 표백제가 사용되는 것. "과자에 웬 표백제?"라며 의아하겠지만, 표백제는 생각보다 광범위하게 식품에 사용된다. 비단 과자뿐 아니라 빵, 빙과류에도 폭넓게 쓰인다. 2장에서 소개할 연근이나 토란 등 포장채소에도 빠지지 않고 쓰이는 것이 바로 표백제이다. 이유는 단 하나, 변색 방지를 위해서이다. 아황산계 표백제는 신경염, 천식, 아토피성 피부염, 기관지염의 원인이며, 위 점막을 자극해 알레르기 반응을 일으키기도 한다.

라면이 양파풍미분, 녹차풍미분으로 맛을 낸다면 과자는 시즈닝을 사용한다. 열량 높은 밀가루 튀김에 다양한 맛을 내기 위해 치즈맛, 피자맛, 메론향 등 몇 개에서 몇십 개까지의 화학첨가물을 고루 섞은 시즈닝으로 맛을 낸다. 그러면서 포장지에 과일을 그려 넣고 천연과일이 들어 있다고 하면서 원재료에는 함유량을 표기 안 하거나, 사과 '맛', 메론 '향' 등 '맛'과 '향' 글자를 안 쓰거나 작게 표시해 실제 과일의 맛과 향을 넣은 것으로 오인하게 만드는 경우도 많다.

다행히 요즘은 자연 원료를 사용한 과자들도 다양하게 판매되고 있다. 맛과 건강 두 마리 토끼를 모두 잡을 수 있는 이런 제품은 과자의 유혹을 참아 넘기지 못하는 소비자들에게 구원투수가 되어줄 것이다. 그러나 안타깝게도 이런 제품 역시 100% 믿을 수는 없다. 나쁜 것은 빼고 좋은 것은 더해 먹는 즐거움에 건강까지 안겨준다는 유명 과자 브랜드에도 제품의 종류에 따라 첨가물이 들어간다.

유기농 비스코티의 원재료

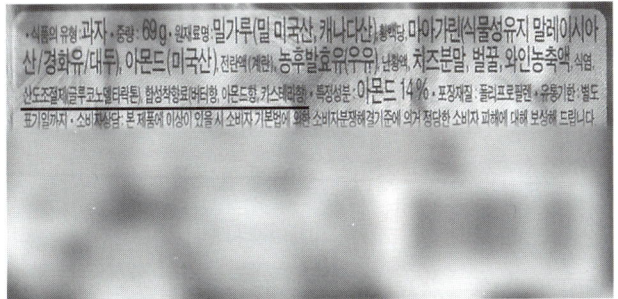

※밑줄 친 것이 합성첨가물

대부분의 재료를 가능한 자연 원료로 바꿨지만 여전히 모든 첨가물에서 자유로운 것은 아니다. 물론 첨가물이 전혀 들어가지 않은 제품도 있다. '과자에 허용된 합성첨가물조차 전혀 넣지 않'았다고 포장에 표기한 제품에는 약속대로 쇼트닝, 마가린, 색소나 합성착향료를 넣지 않았다.

:: 유기농 과자의 원재료

•식품의 유형:초콜릿가공품 • 원재료명: 퓨어초콜릿(정백당, 코코아버터(네덜란드산), 전지분유(우유 국산), 코코아매스, 탈지분유, 밀가루(밀 미국산), 퓨어초콜릿청크(코코아매스, 정백당, 코코아버터, 전지분유, 레시틴(대두), 계란, 가공버터, 정백당, 코코아분말, 주정(0.3%), 식염, 천연바닐라추출물 • 포장재질:폴리프로필렌 • 유통기한:측면표기일까지 • 소비자상담: 본 제품에 이상이 있을 시 소비자기본법에 의한 소비자분쟁 해결기준에 의거 정당한 소비자 피해에 대해 보상해드립니다.

그러나 가공버터는 무엇을 넣어 가공했는지 소비자가 알 도리는 전혀 없다. 재료마다 들어간 정백당도 비만과 생활습관병, 중독성을 일으킨다. 가장 좋은 방법은 번거롭더라도 집에서 과자를 만들어 먹는 것이다. 필자가 어렸을 때는 뻥튀기 장수가 동네마다 다니며 옥수수나 쌀, 떡, 누룽지 등으로 강냉이를 만들어주었다. 요즘 강냉이에는 강한 단맛을 내는 인공감미료가 첨가되어 있지만, 감미료를 넣지 않고 튀기면 재료 고유의 맛과 함께 씹을수록 고소한 맛도 느낄 수 있다. 특히 말린 흰쌀떡으로 만든 떡강냉이는 이가 나지 않은 어린아이의 간식으로도 훌륭하다.

형형색색이 날린 치명타, 사탕

그녀는 몸통이 배배 꼬인 딸기맛 빙과를 대학생 때 처음 먹었다고 했다. 겉은 바다를 닮은 짙푸른 남색, 속은 사과맛을 내는 흰색, 그 안쪽은 딸기잼처럼 붉은색이 들어간 식인상어 모양의 빙과는 20대 후반이 되어서야 맛보았다고 했다. 이유는 단 하나, 열 살이 되던 해 어린이날 먹었던 파란색 사탕 때문이었다. 친구가 건네준 파란 사탕은 혀는 물론 입술까지 멍이 든 듯 시퍼렇게 물들였다. 그리고는 그날 저녁부터 장이 꼬이는 듯 배가 심하게 아프고 열이 오르고 두드러기까지 돋았다. 아주 심각한 상태의 식중독, 학교까지 빠져가며 한참 동안 치료를 받아야 했다. 그 후 그녀는 더 이상 사탕을 빨아 먹고는 색색으로 물든 혀를 서로에게 쑥 내밀어 보이는 재미를 친구들과 나눌 수 없었다. 사탕은 물론 진한 색소가 들어간 것이라면 빙과류나 청량음료는 물론 이온음료도 마시지 않았다고 했다. 이유는 단 하나, 그 고운 빛깔이 두려웠기 때문이었다. 필자에게 알레르기 치료를 받고 있는 30대 여성의 이야기다.

사탕이라고 하면 흔히 단맛을 떠올리고 충치와 비만 걱정부터 한다. 물론 단맛과 고열량이 유발하는 충치와 비만도 큰 문제이다. 당연히 걱정해야 한다. 충치는 이에 붙어 있는 뮤탄스균과 당분이 만나서 생긴다. 사탕이나 엿은 먹다 보면 종종 이에 달라붙어 좀처럼 떨어지지 않고, 특히 캐러멜처럼 말랑말랑한 사탕류는 치아 틈에 끼기도 쉽다. 당분이 농축된 탓에 점성이 강해졌기 때문이다. 덕분에 사탕은 다른 어떤 식품보다 충치를 유발하기 쉽다. 사탕 같은 설탕류를 먹고 20여 분이 지난 시점이 입속에서 세균 같은 미생물이 가장 잘 번식하는 때이다. 이미 충치가 생겨 아말감 등으로 치아를 덮어씌운 경우에도 당분은 그 틈 속으로 들어가 충치를 유발한다. 따라서 사탕처럼 단것을 먹고 난 후에는 반드시 양치질을 꼼꼼히 해야 한다. 양치질을 할 수 없다면 오이 같은 채소를 먹는 것도 도움이 된다. 수분이 많아 입 안이 깔끔해지는 느낌을 주기도 하고, 섬유질이 치아 표면을 닦아내는 역할도 하기 때문이다.

그러나 이런 것들에 가려 색소의 위험이 간과되고 있는 것이 더 큰 문제이다. 필자의 환자를 두려움에 떨게 한 것은 바로 타르 색소이다. 사탕과 음료수, 과자 등에 광범위하게 쓰이는 황색4호, 황색5호, 적색2호, 청색1호 등의 색소의 원료는 담배의 검은 진, 아스팔트의 검은 물질인 타르와 원재료가 같다. 바로 석탄의 '아니린'이라는 성분이다. 이런 색소는 앞서 소개한 환자의 경우처럼 복통과 구토, 두드러기 등 신체적인 증상뿐 아니라 성격에도 악영향을 미친다.

황색4호 같은 인공색소는 몸속에서 메틸니트로소 효소와 에틸니트로소 효소를 만드는데, 이런 물질들은 뇌의 전두엽에 상처를 입힌다. 전두엽은 판단력, 사고력, 기억력, 의지 등을 관장하는 곳으로 중요한 만큼 뇌에 해로운 물질이 들어오지 못하도록 대뇌관문blood-brain barrier을 세워두고 있다. 그런데 인공색소는 철분이나 효소와 어울려 쉽게 전두엽까지 침범하곤 한다. 아직 대뇌관문이 완성되지 않은 유아와 어린이에게는 더욱 치명적이다. 또한 아토피성 피부염, 비염, 천식 등 알레르기는 물론 암을 유발하기도 한다. 그래서 북유럽 등에서는 인공색소 사용을 전면 금지하고 있지만, 국내에서는 여전히 이런 색소에서 유해성을 발견할 수 없다는 이유로 사용을 허용하고 있다.

혼히 청량음료라고 하면 탄산음료인 콜라나 사이다를 꼽지만, 각종 첨가물은 음료의 종류를 가리지 않고 들어간다. 어린이들이 좋아하는 캐릭터를 앞세운 어린이 음료는 물론, 물보다 빨리 흡수된다는 스포츠음료에도 색소와 인공감미료를 포함한 여러 가지 첨가물이 들어간다. 그나마 이런 식품에는 인공색소가 원재료 표시에 들어 있긴 하다. 그러나 낱개 사탕 어디서도 원재료 표시를 찾아보긴 힘들다. 사탕이 한 봉지 가득 들어 있는 큰 포장에는 원재료를 표기해야 하지만, 낱개 사탕처럼 작은 제품의 경우 포장에 원재료를 적지 않아도 되는 '일괄표시' 규정 덕분이다. 뿐만 아니라 산도조절제처럼 비슷한 기능을 하는 첨가물이 여러 개 사용되거나 이미 혼합된 첨가물_{아이스크림 원재료 중 혼합제제 참고}을 사용하는 경우 일일이 표기하지 않아도 된다. 그냥 산도조절제, 혼합제제라고만 쓰면 된다. '일괄표시'라는 규정으로 허용되어 있기 때문이다. 이름만으로는 도통 무엇에 쓰는 것인지 알 수 없는 화학물질이 여러 개 나열되면 꼼꼼한 요즘 소비자들이 당연히 의심하겠지만, 이처럼 일괄표시를 할 경우 소비자들은 첨가물이 조금만 들어간 것으로 생각하기 쉽다.

사탕은 그저 사탕일 뿐이다. 감기나 충치를 예방한다는 기능성 사탕도 마찬가지이다. 결국 설탕과 색소와 향료 덩어리일 뿐이다. 유해물질 함유량의 차이일 뿐 결코 건강에 이롭진 않다. 아이가 달콤한 간식을 원한다면 사탕 대신 배를 주면 어떨까? 시원한 단맛이 갈증도 해소해주고 감기 예방에도 그만이다. 조청을 만들 정도로 단맛이 강하다. 또한 오돌토돌하게 씹히는 석세포는 치아를 청소하는 역할도 한다. '배 먹고 이 닦기' 라는 속담이 있을 정도로 배를 먹고 나면 입 안이 개운한 것은 풍부한 수분과 석세포 덕분이다. 딱딱한 석세포는 개운한 느낌만 주는 것이 아니라 이 사이에 낀 치석과 음식물을 제거하는 역할도 한다. 간식을 원하는 아이의 욕구도 충족시키고 건강과 건치도 도모하니 일석이조가 아닐 수 없다. 풍부한 수분은 이뇨작용을, 식이섬유와 석세포는 정장작용을 해 노폐물과 독소를 빨리 배출시킨다. 여기에 강력한 항산화물질인 비타민C와 폴리페놀이 더해져 뛰어난 항암작용까지 한다. 배의 항산화 작용은 갈변되기 전에 먹는 것이 효과가 더 높다.

운동화 가죽의 믿을 수 없는 변신, 젤리

말랑말랑하면서도 특유의 탄력적인 쫀득함이 씹는 재미를 주는 젤리는 특유의 느낌과 알록달록하면서도 투명한 색감 덕분에 아이들이 무척이나 좋아하는 간식이다. 원래 젤리의 원료는 콜라겐이다. 한우 사골을 진하게 우린 곰탕을 차가운 곳에 보관하면 젤리처럼 굳는데, 이것이 바로 콜라겐이다. 피부 탄력을 좌우하는 것으로 알려진 콜라겐은 피부나 동물의 뼈, 연골, 힘줄이나 가죽 등을 구성하는 단백질의 일종이다. 말랑말랑하게 굳는 특성 덕분에 젤리는 물론 케이크나 푸딩, 어린이의 한약 젤리 등 식품이나 의약품에 광범위하게 사용된다. 그런데 콜라겐이 동물성 단백질이라는 것이 문제이다. 운동화나 벨트 등을 만드는 가죽도 동물의 피부이므로 얼마든지 콜라겐을 만들어낼 수 있기 때문이다. 실제로 몇 년 전, 한 환경단체가 운동화를 만들고 남은 수입 가죽 폐기물로 젤리에 쓰는 젤라틴을 만든다는 충격적인 사실을 밝혀냈다.

젤리뿐 아니라 소시지나 순대의 케이싱도 문제이다. 소시지는 다진 고기와 양념을, 순대는 선지와 당면, 양념을 케이싱에 담아 모양을 만드는데, 원래는 소나 돼지의 내장을 이용했다. 그러나 지금은 케이싱이 셀로판지 등 인공포장재로 바뀌었다. 비엔나소시지 등은 콜라겐을 사용하기도 하는데, 젤리와 마찬가지로 콜라겐은 운동화를 만들다 남은 소가죽으로도 만들 수 있다. 이런 젤리나 소시지를 먹는 건 곧 운동화의 재료나 미술 또는 공예 재료를 먹는 셈이다.

군것질로 향하는 못난 마음, 길티 플레저 guilty pleasure

"안 돼, 먹지 마! 생각도 하지 마!"

천사의 날개를 단 이성이 마음을 다독인다.

"뭐 어때? 딱 한 개쯤은 괜찮다구."

붉은 뿔을 달아줘도 시원찮을 욕망이 불난 집에 부채질하듯 부추긴다.

"한 개에서 그칠 게 아니니까 문제지. 딱 한 개만이라고 수백 번 다짐했어도 한 번도 딱 한 번에서 멈춘 적 없잖아. 그러니까 아예 손을 대지 마."

"하지만 이렇게 피곤하고 나른한 오후에 입 안에서 살살 녹는 초콜릿 한 조각은 피로회복제이자 구원이라구. 당분이나 탄수화물이 뇌의 직접적인 에너지원이라는 말도 못 들어봤어?"

"알아, 하지만 어쩔 수 없어. 이미 초콜릿이고 사탕이고 쿠키고, 달고 부드럽고 향기로운 것은 다 떨어졌어. 코르셋의 압박에도 '앞으로 전진'을 멈추지 않는 똥배를 바라봐. 그래도 먹고 싶어?"

"난 단지 뭔가 달콤하고 부드러운 걸 맛보고 싶어. 뭔가 바삭하고 고소한 걸 꼭꼭 씹고 싶어. 왜냐하면 만성피로와 오후의 나른함을 떨치는 가장 좋은 방법이라는 걸 알고 있으니까."

정말이지 악마의 유혹이 따로 없다. 초콜릿이나 생크림을 듬뿍 얹은 커피, 달콤 씁싸래한 브라우니부터 짭조름한 맛과 경쾌하게 바삭거리는 느낌이 기분을 명랑하게 바꿔주는 포테이토칩이나 양파링, 든든한 포만감과 무언가를 씹고 있다는 만족감까지 안겨주는 떡볶이와 순대 등 분식까지. 나른한 오후에, 어쩐지 잠이 오지 않는 밤에 생각나는 간식은 필요악이자 길티 플레저다. 먹고 싶다는 생각을 하는 것에도, 망설이다 기어코 먹고 마는 그 행동에도 번번이 죄책감을 느끼지만 간식을 입에 넣고 오물오물 씹어 삼키는 그 순간의 짜릿함 때문에 굳은 결심이나 의지와는 상관없이 자꾸만 간식으로, 야식으로 달려가는 못난 마음. 기어이 먹고 나서는 다시금 또 후회하는 나쁜 습관. 그럼에도 불구하고 한번 길든 군것질 습관은 아스팔트에 달라붙은 껌딱지보다 더 떼어내기 힘들다. 그런 이들에게 편의점은 세상의 온갖 간식을 모아둔 파라다이스처럼 느껴질지도 모르겠다. 정말 길티 플레저로 간식을 꼽는 독자라면 이 책을 읽으면서 또 한바탕 간식의 유혹과 힘겨운 싸움을 하고 있을지도 모른다.

그런데 무조건 죄책감을 느낄 게 아니라 생각의 각도를 좀 달리해보자. 사실 먹고 나면 후회하는 경우가 더 많은데, 왜 그리 달거나 부드럽거나, 짭조

름하거나 고소하거나, 바삭하거나 씹는 맛이 있는 간식을 먹고 싶은 걸까? 몸에 안 좋다는 걸 알면서도 왜 끊기 힘들까? 또는 이렇게 생각해볼 수도 있다. 몸에 나쁜 것도 알고, 간식비 많이 드는 것도 알고, 간식 먹으며 일하고 공부하느라 집중력 떨어지는 것도 안다. 그럼에도 불구하고 먹고 싶은데, 왜 죄책감을 느껴야 할까? 내 돈 내서, 내 몸 망칠 것 감수하며 내가 먹겠다는데 왜 굳이 죄책감까지 느껴야 하냐 말이다. 지금 이 순간도 눈앞에 아른거리는 달고 짭짤하고 바삭한 어떤 것 때문에 죄책감을 느끼는 독자가 있다면 이 두 가지 문제에 깊이 천착해볼 필요가 있다.

우선, 자꾸만 먹고 싶은 것은 간식의 중독성 때문이다. 술이나 담배, 커피 같은 기호식품처럼 과자나 사탕, 아이스크림 등도 중독성이 있다. 바로 달고 짭짤하고 고소하고 부드럽고 향긋한 그 맛 때문이다. 일단 초콜릿이든 과자든 사탕이든 손을 대면 배가 불러도 계속 손이 가게 되는데, 맛이 좋아서 멈추고 싶지 않은 것도 있지만 사실은 그 맛을 내기 위해 넣은 다양한 첨가물의 작용인 경우가 더 많다. 단순한 심리적 문제, 또는 의지의 문제가 아니라는 것이다. 바로 이 때문에 간식이 위험하다. "손이 가요, 손이 가. ○○○에 손이 가요. 아빠 손 엄마 손 자꾸만 손이 가. 언제든지 ○○○ 어디서나 맛있게"라는 CM송처럼 자꾸만 손이 가게 되고, 그러는 동안에는 첨가물의 위해성이나 간식의 열량 따위는 생각도 나지 않기 때문이다. 하지만 참지 못하고 입에 달다고 계속 먹다간 아이 어른 가릴 것 없이 아토피성 피부염이나 알레르기성 비염 같은 알레르기 질환에서 자유로울 수 없다.

두 번째 질문, 죄책감을 느끼는 이유는 나쁘다는 것을 은연중에 알고 있기 때문일 것이다. 간식을 많이 먹는 건 나쁘다. 고열량부터 첨가물까지 나쁜 이유도 여러 가지다. 그중 가장 나쁜 건 무엇일까? 필자는 간식이 밥을 대신하는 점이라고 생각한다. 필자의 비만클리닉을 찾아와서 "먹는 것도 없는데 살이 쪄요"라며 속상한 표정을 짓는 이들의 평소 습관을 가만 살펴보면 밥을 많이 먹거나 과식을 하지는 않지만 자잘한 간식을 즐기는 것을 알 수 있다. 밥때가 다 됐는데 무언가를 먹으려는 아이를 보면 엄마들이 하는 말은 다 똑같다. "먹지 마. 밥맛 없어져" 배도 안 고플뿐더러 이미 달고 기름진 걸 맛봤으니 주식인 밥이 맛있을 리 만무하다. 그래서 밥은 안 먹지만 다른 건 계속 먹는 것이다. 자연히 주식에 소홀해지고, 이런 일이 반복되면 영양불균형이 되는 건 시간문제이다. 하지만 DHA나 칼슘, 비타민C부터 인삼이나 현미 등 다양한 영양성분을 강화했다는 문구 앞에서 영양불균형에 대한 우려는 잊히기 십상이다. 오히려 몸에 좋은 성분을 먹었다며 안심하기 쉽다. 하지만 생각해보자. 정제된 탄수화물을 튀겨 당분을 입힌 과자에 콜레스테롤 분해물질이 함유됐다고 해서 과연 혈액순환에 큰 도움이 될까? 당분이 많아 뼛속의 칼슘까지 빼앗는 음료수나 과일주스에 칼슘이 강화됐다고 해서 과연 뼈를 튼튼하게 해줄까?

　과식을 하는 것도 문제이다. 과자 좀 먹는다고, 초콜릿 몇 개 먹었다고 배가 부르지는 않다. 그래서 간식이 소화에 부담을 준다는 것을 간과하는 이들이 많다. 하지만 대부분의 간식은 튀긴 것이 많아 소화에 시간이 오래 걸리는 데다 먹고 또 먹는 것은 사실상 소화기관에 부담만 줄 뿐 제대로 흡수되지는 않는다. 흔히 소화를 시키는 것은 위라고 생각하지만, 위의 역할은 탄수화물을 흡수되기 좋은 당분의 형태로 분해하고 다른 영양소를 미음처럼 부드럽고 잘게 부수는 데 그친다. 단백질이나 지방이 본격적으로 소화, 흡수되는 건 소장이다. 그런데 소장으로 음식이 내려갈 때쯤 무언가를 다시 먹으면 위의 소화작용에 집중하느라 소장은 작용을 멈추게 된다. 음식이 위에 머무는 시간은 2~3시간 정도, 밥 먹고 나서 간식을 먹는 시간이 딱 이쯤이다. 아이들의 경우, 단순히 소화뿐 아니라 성장호르몬 분비에도 방해가 된다. 밥을 먹고 2시간쯤 지나면 성장호르몬이 분비되는데, 이 시간에 간식을 먹으면 위에 집중하느라 성장호르몬 분비에도 방해가 된다.

간식이 무조건 나쁘다는 것은 아니다. 성장기 아이들이나 운동선수 등 몸을 많이 쓰는 경우에 간식은 부족한 열량과 영양을 보충해줄 수도 있고, 지친 오후에 기분전환이 될 수도 있다. 다만 간식間食은 글자 그대로 식사와 식사 사이에 먹는 음식일 뿐이다. 간식으로 주식을 대체하거나 몸에 좋지 않다는 걸 알면서도 끊지 못하고 계속 먹게 되는 습관을 경계하라는 것이다.

영양만점?
아니, 열량만점
시리얼

"호랑이 기운이 솟아나요" 곡물을 구워 과자처럼 만든 시리얼에 우유를 부어 먹기만 해도 호랑이처럼 용맹해지고 늠름한 근육이 생긴다면 세상을 사는 것도, 건강관리를 하는 것도 참 쉬운 일일 것이다. 그런데 안타깝게도 먹기 편하고 맛도 좋아 아침대용으로 사랑받는 시리얼에 영양을 의존하다가는 호랑이 기운은커녕 고양이 기운도 솟아나기 힘들다. 겉보기에는 식이섬유는 물론 비타민과 미네랄까지 풍부하다는 통곡물로 만든 데다 완전식품인 우유와 함께 먹으니 영양만점일 것 같지만, 사실 따져보면 비타민과 미네랄은 부족하고 열량만 높다. 영양이 가장 풍부하다는 현미 플레이크조차 소금과 설탕이 더 많다.

현미 플레이크 원재료 영양성분표

	1회 제공량 40g 총 약 8회 제공량 330g 1회 제공량당 함량	저지방 우유 200ml +40g 시리얼
열량(kcal)	151	233
탄수화물(g)	33.6(10%)	43.6(13%)
당류(g)	5.6	15.6
단백질(g)	2.4(4%)	8.4(14%)
지방(g)	0.8(2%)	2.8(6%)
포화지방산(g)	0.2(1%)	1.4(9%)
트랜스지방(g)	0	0
콜레스테롤(mg)	0(0%)	9(3%)
나트륨(mg)	280(14%)	386(19%)
비타민		
비타민A(μgRE)	175(25%)	195(28%)
비타민B_1(mg)	0.25(25%)	0.33(33%)
비타민B_2(mg)	0.3(25%)	0.42(35%)
나이아신(mgNE)	3.25(25%)	4.85(37%)
비타민B_6(mg)	0.38(25%)	0.46(31%)
비타민C(mg)	25(25%)	25(255)
비타민D_3(μg)	1.25(25%)	1.25(25%)
비타민E(mg α-TE)	2.5(25%)	2.5(25%)
엽산(μg)	62.5(25%)	62.5(25%)
무기질		
철분(mg)	1.5(10%)	1.5(10%)
아연(mg)	1.2(10%)	2.0(17%)
칼슘(mg)	0(0%)	262(37%)

*( ) 1일 영양소 기준치 %

■■ **현미 플레이크 영양성분표**

원재료명 및 함량: 현미 85%(국내산),
설탕, 액상과당, 정제염, 글리세린에스테르, 분말 비타민A, 비타민B$_1$ 염산염, 비타민B$_2$, 나이아신, 비타민B$_6$ 염산염, 비타민C, L-아스코르빈산나트륨, 비타민D$_3$, 비타민E, 엽산, 산화아연, 환원철, d-토코페롤(대두)

원재료 표기 순서는 가장 많이 들어간 순서라는 것을 먼저 기억하자. 놀랍게도 설탕은 가장 중요한 재료인 현미 다음에 자리 잡고 있다. 현미 다음으로 많이 들어간 것이 바로 설탕인 것이다. 여러 가지 비타민과 미네랄이 풍부한 현미를 주재료로 사용하고도 비타민A, B군, C, D, E, 철분과 아연까지 별도로 첨가했다는 것은 원재료의 영양상태, 즉 신선 상태를 의심케 한다.

다른 플레이크에서는 설탕이 아예 눈에 보인다. 플레이크에 입힌 하얀 코팅이 바로 설탕이다. 현미 플레이크나 아몬드 플레이크처럼 설탕을 코팅하지 않은 것에도 설탕, 흑설탕, 포도당, 벌꿀이나 과당을 따로 넣는다. 영양만점이라는 말이 무색해지는 것이다.

아침식사를 간단하게 하고 싶다면 시리얼보다는 떡을 이용하는 것이 낫다. 견과류를 넣은 떡을 쪄낸 직후 수분이 날아가지 않았을 때 냉동시키면 전자레인지로 데우는 것만으로도 갓 쪄낸 떡처럼 쫄깃하고 부드러운 맛을 유지할 수 있다. 떡 몇 조각을 김치나 동치미 국물과 함께 먹는 것만으로도 훌륭한 아침식사가 된다. 단, 떡은 시리얼처럼 후루룩 씹어 넘길 수는 없다. 체하지 않으려면 꼭꼭 씹어야 한다. 꼭꼭 씹을수록 소화를 돕는 침도 많이 분비되고 치아와 대뇌가 발달하므로 성장기 어린이와 청소년 입장에서는 일석이조이다. 아침부터 떡을 먹는 것이 부담스럽다면 누룽지를 끓여 먹을 수도 있다. 남은 밥을 프라이팬에 눌러 누룽지를 만들어두었다가 필요할 때마다 조금씩 끓여 먹으면 된다. 반찬은 김치나 장아찌 정도면 충분하다.

양의 탈을 쓴 이리, 아이스크림

"한 개의 아이스크림이 목숨을 앗아가지는 않지만, 매일 먹는 아이스크림은 당신을 죽음으로 몰아갈 수 있다." —존 라빈스 환경운동가, 전 배스킨라빈스 상속자

육식은 물론 유제품 섭취도 반대하는 환경운동가 존 라빈스는 본래 세계 최대의 아이스크림 브랜드 배스킨라빈스의 상속자였다. 아이스크림 콘 모양의 수영장에 고양이 이름도 아이스크림 이름을 따서 지었고, 종종 아이스크림으로 아침을 대신하던 유년시절을 보낸 그가 전 세계의 매장에서 수십억 달러의 매출을 올리는 아이스크림 제국을 포기한 것은 아이스크림이 어떻게 건강을 망치는지 아주 가까이서 지켜보았기 때문이다. 배스킨라빈스를 설립한 그의 아버지는 중증 당뇨병과 고혈압으로 고생했고, 공동 설립자인 삼촌은 50대 초반에 심장마비로 사망했으며, 그 역시 여러 가지 병을 달고 살아야 했다고 한다.

달콤하고 부드러운 아이스크림은 양의 탈을 쓴 이리이다. 치명적인 공격성을 그 부드러움 속에 감추고 있기 때문이다. 아이스크림의 주원료는 설탕, 액상과당 등 당류와 지방, 그리고 물이다. 여기에 여러 가지 색소와 향

료, 보존료를 섞어 다양한 맛과 향을 낸다. 이 모든 것이 부드럽게 섞일 수 있는 것은 혼합제제라는 이름 아래 섞인 유화제와 안정제 덕분이다. 앞서 설명했던 유화제의 성분은 '때가 쏙' 빠지도록 강력한 세제의 성분과 같다. 계면활성제인 것이다. 상극인 물과 기름마저 부드럽게 어우러지도록 하는 이 물질은 우리 몸에 들어가면 장 점막이 흘려보내려던 해로운 화학물질마저 몸에 쏙쏙 흡수되도록 돕는다. 그러니 부드러운 양의 탈을 쓴 사나운 이리라 하는 것이다.

　부드러운 맛을 유지하는 것은 안정제이다. 아이스크림을 얼릴 때 재료를 잘 섞은 후 공기를 주입하는데, 공기 양에 따라 부드러움의 차이가 난다. 그런데 공기를 너무 많이 넣으면 녹기 쉽다. 그래서 줄줄 녹아 흘러내리는 것을 막기 위해 안정제를 넣는다. 또한 안정제는 얼음 결정이 커지는 것도 막아준다. 녹았다 다시 언 아이스크림이 처음만큼 부드럽지 않은 것은 안정 상태가 깨졌기 때문이다. 안정제도 유화제처럼 위험한 화학물질이 잘 흡수되도록 돕는다. 장 건강을 해치는 유화제, 안정제, 증점제는 혼합제제라는 이름으로 포함되어 있어 제품에 따라서는 별도 표기되지 않는 경우도 많다.

　보기 좋고 향기로운 탓에 막상 눈앞에 있으면 얼마나 위험한지 잊기 일쑤이지만, 인공감미료와 인공색소, 향료, 방부제의 해로움은 백 번 천 번 말해도 부족할 정도로 해롭다. 초콜릿 아이스크림에 정작 초콜릿의 원료인 코코아는 2.7%에 불과하다. 대신 초코향을 내는 합성착향료가 들어가 있고, 부드러운 맛을 내기 위해 다양한 혼합제제를 사용하고 있다. 31개의 다양한 메뉴를 제공한다는 아이스크림 브랜드를 볼 때마다 소비자가 떠올려야 하는 것은 흔한 딸기향 하나를 만드는 데 무려 31가지의 화학약품이 들어간다는

자연의 탈을 쓴 화학의 맛

점이다. 이 물질들이 얼마나 불안정한지 한 실험 프로그램에서 인공향료의 원액에 불을 붙이는 실험을 하자 거침없이 활활 타오르는 충격적인 장면이 방송되기도 했다. 색소 또한 실을 염색할 수 있을 정도로 많은 양이 들어간다. 하나의 제품을 만들기 위해 불을 붙이면 활활 타오르는 합성착향료와 실을 염색해도 될 정도로 진한 합성착색료를 수십 가지씩 사용한다. 저마다 해로운 작용을 하는 성분들이 달콤하고 부드러운 맛 속에 숨은 채 우리 몸속으로 들어가는 것이다.

한번 아이스크림 맛을 본 아이들은 자꾸만 달라고 보채기 마련이다. 가능한 먹이지 않는 것이 좋겠지만 여름철 간식으로 필요하다면 집에서 셔벗을 만들어 먹이는 것이 좋다. 미숫가루나 과일주스, 요거트 등을 시중에서 판매하는 다양한 틀에 얼려두었다가 간식으로 주는 것이다. 홈메이드 셔벗이라면 혼합제제와 색소의 위험에서도 벗어날 수 있고 식중독 위험에서도 안전할 수 있다. 우유가 많이 들어간 고급 아이스크림일수록 세균의 온상이 되기 쉽다. 또한 수많은 사람의 손이 드나드는 아이스크림 냉장고, 패스트푸드점이나 커피전문점의 얼음에는 치명적인 식중독을 일으키는 O-157 대장균, 살모넬라균 등 세균이 득시글거린다. 아무리 깨끗하게 관리하고 완전 살균한 후 포장했다고 해도 제조 유통과정에서 얼마든지 세균이 기생할 수 있다.

주식의 자리를 넘보는 간식, 빵

　　　　　　　한 제과점 브랜드 광고는 '여기서 구워요'를 강조한다. 아닌 게 아니라 그 빵집에 가보면 종류별로 빵이 나오는 시간이 적혀 있다. 갓 구운 빵이 풍기는 향은 저절로 군침이 돌게 한다. 그래서인지 다른 빵집들도 직접 굽고, 그날 구운 빵은 그날 판다는 것을 강조하고 있다. 이를 다시 생각해보면, 전에는 혹은 어떤 빵집은 공장에서 만든 빵을 가져와 팔았거나 팔고 있다는 것이 된다. 그런데 갓 구워낸 따끈따끈한 빵이라고 해서 빵의 재료와 반죽도 당일에 한 것일까? 빵이나 과자의 재료를 모아놓은 수입 재료 코너에 가보면 미리 반죽해 냉동시킨 밀가루를 찾을 수 있다. 《차라리 아이를 굶겨라 2》를 보면 제과점 창업 준비를 하던 주부가 대부분의 빵집에서 이런 재료들을 이용하는 것에 놀라 빵집 대신 떡집을 열기로 결심한 내용을 볼 수 있다. 수익은 높이고 시간은 아끼기 위해 절반쯤은 이미 가공된 재료를 사용하는 것이다. 모든 재료를 직접 구입한다 해도 밀가루가 주재료인 빵은 결코 안전한 식품이 아니다.

　2장에서 보다 자세히 살펴보겠지만, 대부분의 빵의 재료인 수입 밀은 방부제를 잔뜩 뿌린다. 덕분에 슈퍼나 편의점, 마트에서 판매되는 낱개 포장 빵은 냉장보관하는 것도 아닌데 유통기한이 평균 일주일을 넘나든다. 진공포장으로 유통하는 밥과 달리 빵은 공기충전한 비닐포장만으로도 상온에서 며칠씩 유통되는 것은 재배과정에서 뿌린 살균제와 살충제, 수확 후 뿌린 방부제의 독성이 빵을 만든 후에도 고스란히 남아 있기 때문이다. 밀가루가 아니라도 문제는 여전히 남는다. 밀가루만을 부풀려 만든 빵을 좋아하는 이는 거의 없을 것이기 때문이다. 기본적으로 밀가루의 15~120%가량의 설탕이 들어가며, 버터나 마가린, 쇼트닝과 식용유까지 기름지방도 9~40%가량이 들어간다. 빵을 촉촉하게 하고 입맛을 돋우는 크림은 기름, 콩기름이나 코코넛유, 팜유 등 식물성 기름을 기본으로 특유의 부드러움과 탄력을 주기 위해 D-솔비톨액, 카제인나트륨 등 여러 가지 첨가물을 넣어 만든다. 생크림케이크에 들어가는 다양한 과일이나 웰빙식품으로 알려진 견과류 또한 대부분 수입품이나 통조림 제품이다.

문제는 과자나 사탕 못지않은 첨가물로 도배한 빵이 간식을 넘어 주식의 자리를 위협한다는 것이다. 빵은 열량만 높은 다른 간식과는 달리 든든한 포만감을 준다. 여러 가지 반찬과 함께 먹어 영양의 균형을 맞출 수 있는 밥과는 달리 빵은 그 자체에 다양한 맛을 갖고 있으므로 우유나 주스, 커피 등 음료와 함께 먹으면 한 끼 식사를 한 것처럼 배가 부르다. 하지만 열량을 제외한 영양성분을 보면 대부분 탄수화물과 당분, 지방일 뿐 비타민과 미네랄은 현저하게 부족하다. 외국인이 주식으로 즐기는 빵은 우리가 주로 먹는 것과는 달리 통곡물로 만든 거칠고 딱딱한 빵이다. 여기에 과일이나 채소 등을 곁들여 먹는다. 우리가 제과점에서 쉽게 만날 수 있는 빵은 이와는 달리 정제된 밀가루에 다양한 첨가물로 맛을 낸 것일 뿐이다.

어린이의 경우 빵을 주식으로 삼으면 두뇌발달에도 영향을 미칠 수 있다. 두뇌와 치아는 밀접한 관련이 있어서 꼭꼭 씹는 것은 뇌 발달을 돕는다. 그런데 빵은 부드러워서 대충 씹어도 곧잘 넘어간다. 이는 아이들의 치아 발육을 부진하게 하고, 치아가 약할수록 많이 씹어야 하는 단단한 음식은 점점 기피하게 되는 악순환에 빠지기 쉽다.

아이의 건강을 생각한다면 조금 번거롭더라도 간식으로 떡을 만들어주는 것이 좋다. 알고 보면 백설기는 만드는 과정이 그리 복잡하지 않다. 백설기는 원래 멥쌀로 만들지만 찰떡을 좋아한다면 멥쌀 대신 찹쌀이나 찹쌀가루를 사용하면 된다.

3

탐할수록 위험한
화학의 맛

뇌까지 공격하는 화학조미료

조미료를 넣으면 음식이 맛있어진다. 오래 익히거나 재료를 정성껏 조리하지 않아도 먹기 좋은 맛과 향을 풍긴다. 하지만 원래 좋은 재료로 오래 익히고 조리해야 나오는 맛을 인공적으로 낸 것이기에 영양은 거의 없다. 합성첨가물을 많이 사용한 인스턴트 식품을 정크푸드라고 부르는 것은 바로 이 때문이다. 이를 역으로 생각하면 조미료를 많이 사용할수록 섭취 열량은 높아지는 반면, 영양실조에 걸릴 가능성이 높아진다는 뜻도 된다.

대부분의 조미료가 '천연' 성분을 강조한다. 집에서 국물을 낼 때 사용하는 쇠고기와 무, 멸치, 다시마 등을 사용했다고 광고하지만 실제 주원료는 라면이 '무첨가'를 강조하는 글루타민산나트륨MSG이다. 한때 중국음식을 먹고 나면 두통이나 구토, 메스꺼움을 호소하거나 심한 경우 혀가 마비되거나 사망까지 하는 '중국음식증후군'이 해외 토픽에 실리며 이슈가 된 적이 있었다. 중국음식증후군의 범인이 바로 화학조미료 속의 MSG였다. MSG는 흥분성 신경전달물질로 많이 먹으면 신경조직에 흡수되어 신경 세포막을 파괴한다. 그래서 과량 섭취는 뇌 장애로 이어질 수 있다. 사탕의 인공색소 부분에서도 설명했듯 다행히 우리 뇌의 전두엽에는 해로운 물질이 들어오는 것을 막기 위해 대뇌관문이라는 방어막을 갖추고 있는데, 유아는 이 대뇌관문이 발달하지 않아 극소량만으로도 뇌하수체가 파괴돼 성장과 신진대사에 이상을 초래할 수 있다. 또한 우리 몸에서 꼭 필요한 염분과 단백질 생산도 억제하고, 신장이 칼슘을 흡수하는 것을 막고 뼛속에 저장됐던 칼슘까지 떨어져 나가게 뼈의 성장을 멈추게 한다. 아토피성 피부염, 천식이나 구토, 두통도 흔한 증상이다.

MSG 무첨가를 강조하는 식품이 많다는 건 반대로 MSG를 넣은 식품이 많다는 뜻이다. 라면뿐 아니라 햄, 소시지, 이온음료, 과자, 과일 통조림, 케첩, 마요네즈 등 수많은 가공식품에 광범위하게 쓰이기 때문에 가공식품 속 MSG를 피하기는 어렵다. 하지만 가정에서 요리할 때는 MSG를 사용하지 않을 수 있다. 물론 물에 한 스푼만 풀어 넣어도 맛이 나는 화학조미료에 비해 천연 육수를 내는 것은 쉽지 않다. 하지만 생각하는 것만큼 시간이 오래 걸리거나 번거롭지 않다. 주말에 미리 육수를 끓여서 냉장고에 넣어두면 필요할 때마다 요긴하게 사용할 수 있다. 두부를 넣고 된장을 풀면 금세 된장국이 되고, 애호박을 썰어 넣고 국수를 삶아내면 국수가 된다. 쌈장을 만들 때 사용해도 감칠맛이 난다. 단, 쉽게 상할 수 있으므로 냉장보관을 하더라도 일주일 이내에 먹는 것이 안전하다. 육수를 자주 만들 시간이 나지 않거나 장기간 보관하려면 육수 재료를 미리 갈아두면 된다. 화학조미료와 같은 가루 형태이므로 필요할 때마다 물에 넣고 한 소끔 끓여내면 훌륭한 육수가 된다. 또한 멸치나 버섯, 다시마를 싫어하는 아이들도 자연스럽게 국물과 함께 먹게 된다는 장점도 있다.

화학조미료가 미각 상실 부른다

장금이는 원자마마의 원기회복을 위해 충조전압탕을 끓이다가 육두구 기름을 먹어 미각을 잃었지만, 요즘 아이들은 화학조미료 때문에 미각을 잃는다. 연세 지긋한 노인들이 요즘 아이들이 좋아하는 패스트푸드나 가공식품의 맛을 보면 너무 달고 느끼하다며 몹쓸 음식으로 취급한다. 하지만 아이들은 오히려 나물 같은 자연식품은 기피하고 가공식품에 탐닉한다. 달고 부드러운 조미료 맛에 길들여져 미각이 퇴화한 탓이다.

미각은 세 살 이후에 형성되는데, 이때부터 화학조미료가 많이 든 가공식품 위주로 섭취한 아이들은 맛에 대한 감각을 잃게 된다. 미각이 뛰어나면 쓴맛을 잘 느끼게 마련이다. 그래야 식품의 독소와 같은 위험을 잘 느낄 수 있고 전체적인 미각도 뛰어나게 된다. 하지만 어려서부터 가공식품 속 조미료 맛에 길들여진 탓에 자연이 품은 쓴맛, 매운맛은 오히려 몹쓸 맛 취급을 하고 씹을수록 은근히 느껴지는 단맛은 느끼지 못하는 것이다.

톡 쏘는 맛의 정체는
톡스 tox, 독소, 청량음료

청량음료의 짜릿한 탄산은 이름 그대로 청량한 기분을 안겨주며 거북한 속까지 시원하게 풀어준다. 단맛 덕분에 피로도 금세 가시는 듯하다. 그러나 이는 일시적인 기분일 뿐, 청량음료는 오히려 속을 더욱 더부룩하게 하고 피로를 부추길 뿐이다. 탄산가스의 강한 자극이 위산 분비를 촉진해 자주 마시다 보면 오히려 위산과다나 위궤양을 부추기고, 소화가 잘되기는커녕 오히려 입맛을 떨어뜨린다. 탄산가스는 위에서 장으로 넘어가는 속도가 더뎌서 포만감을 지속시키기 때문. 그래서 청량음료를 좋아하는 어린이들이 종종 음료수만 찾고 배가 안 고프다며 밥을 안 먹겠다고 떼쓰기도 한다. 그런데 짜릿한 탄산가스는 아이러니하게도 몸을 안정시키기도 한다. 탄산가스에는 산소를 빼앗아 탄산으로 만드는 성질이 있어서 마치 환기가 잘 안 되는 방에 있는 것처럼 나른하고 늘어지게 만든다. 한숨 돌리고 싶을 때, 잠시 쉬고 싶을 때 탄산음료를 찾게 되는 것은 이 때문일 것이다. 이렇게 쉬거나 잠들 때 우리 몸은 부교감신경의 지배를 받는데, 알레르기는 부교감신경이 활성화됐을 때 증가한다. 이것이 청량음료가 아토피와 비염 등 알레르기의 주범으로 지목되는 이유이다.

청량음료에 대한 모든 오해와 애호는 탄산가스로 집결된다. 그러나 과연 청량음료를 향한 모든 호불호가 탄산가스 때문이기만 할까? 탄산을 함유한 스파클링 워터가 청량음료만큼 짜릿한 상쾌함을 주진 않는다는 것만 봐도 청량음료에 탄산가스 이상의 무엇이 있다는 것을 알 수 있다. 정작 톡 쏘는 짜릿한 느낌을 주는 것은 아황산염이다. 아황산염은 두드러기, 구토, 설사, 거친 호흡부터 심하면 뇌까지 손상시킬 수 있다. 소화가 잘되는 것도 탄산가스의 역할만은 아니다. 청량음료 안에 잔뜩 들어 있는 정제된 설탕 덕분이기도 하다. 정제당은 콜라에는 100ml에 11g, 사이다에는 100ml에 8~12g이나 들어 있다. 따라서 콜라 한 캔(250ml)을 마시면 약 26g의 설탕을 마시는 셈이니 1일 당분섭취 제한량인 20g을 훌쩍 뛰어넘고도 남는다. 어쨌든 온종일 콜라 한 캔만 마시는 건 아닐 테니 다른 음식 속 당분까지 생각한다면 하루 동안 섭취하는 당분의 양은 엄청나게 많아진다.

제로칼로리를 표방하는 다이어트 콜라는 정제당 대신 아스파탐 같은 인공감미료를 사용해 단맛은 유지하면서 칼로리는 거의 없다. 대신 카페인의 양은 좀 더 많아지는데, 어쨌거나 열량은 적지만 단맛에는 변함이 없다. 식품은 단맛이 강할수록 강한 산성을 띤다. 덕분에 소화가 덜 된 음식물도 부식시켜 소화가 다 된 것처럼 느끼게 한다. 충치가 잘 생기는 것도 같은 이유 탓이다. 청량음료를 마신 후 입 안이 상쾌하게 느껴지는 것은 역설적으로 치아가 벗겨진 탓이다. 설상가상으로 인산염이 치아와 뼈처럼 몸속 깊숙한 곳에 저장해둔 칼슘까지 빼앗아버린다. 덕분에 표면의 석회질이 벗겨지고 칼슘까지 빼앗겨 부실해진 치아는 충치균 앞에, 뼈는 골다공증 앞에 무력해진다.

칼슘 부족은 비단 뼈와 치아만을 약화시키는 게 아니다. 성격도 악화시킨다. 마음을 안정시키는 칼슘이 사라진 탓에 점점 주의력이 떨어지고, 공격적이고 참을성 없는 성격으로 변한다. 지나치면 과잉행동장애(ADHD)로 이어지기도 한다. 이것이 일본과 미국이 학교의 청량음료 자판기를 없애는 이유이다. 학교폭력이 증가한 시점과 청량음료 판매율이 높아진 시점이 비슷하다거나 비행청소년일수록 밥보다 패스트푸드를, 물보다 청량음료를 즐기는 등 여러 연구 결과 청량음료가 청소년의 정서를 좌우하는 것으로 드러났기 때문이다.

과연 언제까지 청량음료가 품은 독 앞에 청소년들을 무방비로 노출시킬 것인가? 목마름을 해소하는 가장 좋은 방법은 물을 마시는 것이다. 짜릿한 탄산음료도, 톡 쏘는 맥주도 정답이 아니다. 오히려 이런 음료는 이뇨작용을 해 몸의 수분을 더욱 부족하게 만들고, 다양한 첨가물 탓에 몸을 더 오염시킬 뿐이다. 땀을 너무 많이 흘려 물을 많이 마셔도 갈증이 해소되지 않는다면 소금을 약간 타서 마시면 체내 이온농도를 맞춰 갈증 해소에 도움이 된다. 갈증 해소와 함께 달콤한 맛도 즐기고 소화불량도 해소하고 싶다면 감식초나 홍초 등 식초 음료나 매실주스를 권한다.

특히 매실은 허준이 전염병을 다스릴 때도 사용했을 정도로 건강에 좋은 식품이다. 해독과 살균 작용이 있어서 식중독에 효과적이며, 장이 나빠 배탈이 잦은 아이에게도 좋다. 시판되는 매실주스도 괜찮지만 가장 좋은 것은 집에서 직접 만든 것이다. 청매실을 설탕에 골고루 재워두면 매실액이 우러나면서 매실 열매가 동동 떠오른다. 이 원액만을 따로 모았다가 갈증이 나거나 소화가 잘 안 될 때 물에 타서 마시면 훌륭한 청량음료이자 소화제가 된다. 비타민C가 풍부한 유자차도 계절과 관계없이 음료수로 훌륭하다. 겨울엔 따뜻한 물에 타서 마시면 금세 몸을 훈훈하게 덥혀주고, 여름엔 시원하게 마시면 갈증도 빨리 가시고 나른한 몸에 에너지를 공급하기에도 그만이다. 단, 매실과 유자차 모두 설탕에 재운 것이므로 열량과 당분이 높다는 점을 기억해야 한다.

4

위험한 음식 덜 위험하게 먹는 법

○ 장 볼 땐 야무지게

현대사회에 살면서 첨가물을 완벽하게 배제할 수는 없다. 다만 식품 구매 단계에서 첨가물이 들어간 제품을 최대한 피하고, 첨가물을 줄이는 방법으로 조리하며, 어쩔 수 없이 섭취한 첨가물은 최대한 빨리 배출되도록 하는 것이 최선이다. 화학첨가물에 관한 박사 학위를 받는다 해도 첨가물에 대해 완벽히 아는 것은 불가능할 것이다. 중요한 것은 지식이 아니라 지혜다. 전문적인 지식을 아는 것보다 앎과 생활을 연결하는 지혜로움이 필요하다. 화학첨가물은 쉽게 말하자면 일반 가정의 주방에서는 찾을 수 없는 것이다. 몸에 좋지 않은 것은 물론 음식을 만드는 데 꼭 필요한 것도 아니기 때문이다. 첨가물 자체가 자본주의의 논리에 따라 최대 이윤을 추구하기 위해 즉, 더 싼 재료로 더 많이 더 빨리 만들기 위해 태어난 것이다. 그러므로 일반 가정에서는 찾아보기 힘든 것이 당연하다.

장을 볼 때 바로 이 점을 이용하면 된다. 제품의 포장디자인이나 광고성 문구가 아니라, 원재료명에 집중하자는 것이다. 모든 식품은 전성분을 표기하게 되어 있다. 표기된 원재료명 중 무엇에 쓰는지 도통 모르겠는 낯선 이름이 적은 것을 선택하면 된다. 성분 표기는 많이 들어간 재료 순으로 적게 되어 있으므로 낯선 이름은 뒤로, 익숙한 자연 재료 명칭은 앞에 있는 것을 선택한다. 여기까지가 기본. 원재료를 비교하는 데 익숙해졌다면 제품의 종류에 따라 얼마나 많은 재료가 쓰였는지 살펴보자.

예를 들면, 햄의 기본 재료는 돼지고기이다. 그런데 돼지고기 외에도 대두단백이나 난백, 유단백 등 다양한 단백질이 들어간다. 콩이나 달걀, 우유에서 추출한 것이므로 합성첨가물은 아니지만, 이미 돼지고기에 단백질이 충분한데 왜 또 다른 단백질이 들어갔는지 유추해보자. 아마도 원료인 돼지고기의 질이 좋지 않은 탓일 게다. 단백질 함량이 부족한 부분이거나 신선하지 않아 단백질 특유의 구수한 맛을 내지 못해 추가로 넣어야 했을 것이다. 같은 방법을 간장이나 된장을 고르는 데도 활용할 수 있다. 전통적인 방법으로 간장을 만드는 데 필요한 재료는 콩과 소금뿐이다. 여기에 정성과 시간과 깨끗한 바람만 더해주면 된다. 콩을 삶아 메주를 쑤고 발효시킨 후 소금물로 끓여낸 후 건더기를 건져낸 것이 된장, 국물만 따라낸 것이 간장이기 때문이다. 따라서 콩과 소금 이외의 재료는 첨가물로 봐도 무방하다.

1. 제품 포장에 표기된 성분 중 낯선 이름이 최대한 적은 것을 선택한다.

2. 성분이 비슷하다면 자연성분은 앞에, 화학성분은 뒤에 표기된 것을 선택한다.

3. 가공 단계가 낮은 것을 고르자. 컵라면보다는 라면, 3분 자장보다는 자장 가루가 낫다. 첨가물이 덜 들어갈뿐더러 조리과정에서 첨가물을 줄일 수 있기 때문이다.

4. 유난히 싸거나 기획상품으로 나온 것은 일단 의심하자. 제품의 가격을 인하하는 방법은 두 가지다. 유통구조를 줄이거나 제조원가가 줄어들었거나. 유통구조를 개선한 덕분에 가격이 낮아졌을 수도 있지만 후자의 경우일 가능성이 더 높다. 제조원가를 줄이는 가장 좋은 방법은 저렴한 재료를 사용하는 것이다. '싼 게 비지떡'이라는 속담은 괜히 나온 것이 아니다.

5. 집에서 만들 때는 굳이 필요하지 않은 재료를 넣는지 생각해보라. '물과 쌀로만 지은' 인스턴트 밥을 광고한다면 그 전엔 무엇으로 인스턴트 밥을 지었을지 의심해보라.

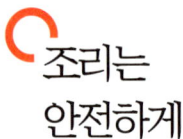

조리는 안전하게

최고의 요리사는 재료 고유의 맛을 살릴 줄 아는 이다. 따라서 조리법은 간단한 것이 좋다. 하지만 가공식품을 이용하는 경우는 좀 다르다. 첨가물을 제거하려면 약간의 노력이 필요하다.

1. 데치기

살짝 데치는 방법은 방부제나 보존료 같은 합성첨가물을 줄이는 좋은 방법이다. 가공식품을 데치고 나면 기름이 둥둥 뜨는 것을 볼 수 있는데, 단순히 지방을 줄여 열량을 낮추는 것뿐 아니라 기름에 녹아 있는 다양한 첨가물도 함께 줄이는 것이다.

라면은 끓이기 전 면을 먼저 데친 후 국물과 합치고, 햄이나 소시지, 어묵이나 묵 종류도 조리 전 살짝 데치는 것이 좋다. 다만 햄이나 어묵은 너무 오래 데치면 맛이 없어질 수 있으므로, 이럴 때는 먹기 좋은 크기로 자른 후 뜨거운 물을 끼얹도록 한다.

2. 채소와 함께 조리하기

채소에 풍부한 식이섬유는 몸에 해로운 첨가물이 빨리 배출될 수 있도록 도와주며, 칼륨, 마그네슘, 칼슘은 첨가물과 지나친 염분의 해악에서 우리 몸을 보호한다.

라면을 끓일 때는 버섯이나 양파, 마늘, 다시마를 넣으면 맛도 훨씬 좋아지고 수프를 다 넣지 않아도 맛있게 먹을 수 있다. 소시지나 햄, 어묵 등도 버섯이나 양파, 브로콜리 등 채소와 함께 조리하면 첨가물은 빨리 배출시키고 음식의 맛도 더 좋아지니 일석이조이다.

3. 국물은 버리기

통조림의 국물, 패스트푸드에 따라온 피클이나 단무지의 국물에는 첨가물은 물론 염분이나 당분도 지나치게 많이 들어 있다. 깨끗한 물이나 식초물에 살짝 헹궈 먹는 것이 가장 좋지만, 그럴 시간이 없거나 맛이 없어져서 싫다면 최소한 국물은 걷어내고 먹도록 하자. 라면이나 어묵, 우동 국물도 다 마시지 말고 남기도록 하자.

먹을 땐 현명하게, 배출은 초고속으로

가장 좋은 것은 집에서 먹는 밥이지만, 맞벌이 부부나 자취생이라면 사 먹거나 시켜 먹거나 라면이나 패스트푸드로 한 끼를 때우는 경우가 많을 수밖에 없다. 어쩔 수 없이 먹어야 한다면 최소한 일주일 또는 한 달에 몇 번이나 먹는지, 무엇을 자주 먹는지는 기억하도록 하자. 이번 주에 가공식품을 3번 먹었다는 것을 기억한다면, 가능하면 사 먹거나 시켜 먹더라도 백반 같은 정상적인 식사를 선택할 수 있다. 또한 라면이나 햄버거 등 자주 먹는 가공식품의 종류를 기억한다면 어쩔 수 없이 가공식품을 선택하더라도 다른 종류를 선택할 수 있다. 식품의 종류에 따라 들어가는 재료도 달라지므로 특정 성분을 반복 섭취해서 생길 수 있는 부작용을 막을 수 있다. 무엇이든 골고루 먹으면 설령 발암물질이나 치명적인 첨가물을 먹었다 해도 다른 식품 속에 든 성분이 그 물질을 해독, 중화시킬 가능성이 높아진다.

음식을 먹고 난 후 몸의 반응을 기억하는 것도 중요하다. 우리 몸의 자연

치유력은 병에 걸렸을 때만 작동하는 것은 아니다. 음식을 먹고 난 후에도, 운동을 하고 난 후에도 우리 몸은 불편한 것을 그대로 드러낸다. 다만 알아차리지 못하고 넘어가는 경우가 많을 뿐이다. 어떤 음식을 먹고 난 후 복통 또는 두통이 생기거나, 늘 먹던 음식인데도 먹은 후 편치 않았다면 그것은 몸이 불편하다고 보내는 이상 신호이다. 그런 음식을 기억했다가 피해야 한다. 1~2주 정도 피한 후 다시 먹었을 때 같은 증상이 나타난다면 몸이 그 음식에 들어가는 어떤 성분을 받아들이지 못하는 것이다.

나쁜 것은 빨리 뱉어내는 것이 상책이다. 유해물질을 빨리 배출하는 가장 좋은 방법은 식이섬유가 풍부한 식사를 하는 것이다. 지난 2002년 SBS에서 〈잘 먹고 잘 사는 법〉이라는 프로그램을 준비하면서 모발검사를 통해 초등학생과 고등학생들의 체내 중금속 축적량을 검사했더니 급식으로 현미밥에 채식을 하는 학생들의 중금속 검출량이 현저히 낮았다. 현미와 채소에 풍부한 식이섬유가 중금속을 빨리 배출시켰기 때문이다. 또 다른 이유는 현미와 채소에 풍부한 식이섬유와 미네랄과 비타민이 신진대사와 장 기능을 정상으로 되돌렸기 때문이다. 장 기능이 떨어지면 노폐물을 빨리 배출할 수 없고, 노폐물이 몸에 쌓일수록 장 기능과 신진대사는 둔화된다. 식이섬유는 대변 양과 배변 횟수를 늘려 장 점막이 독소와 접하는 시간을 줄여주고, 미네랄과 비타민은 대장 내 좋은 박테리아가 활발하게 활동하게 한다. 특히 비타민B군은 장운동을 촉진하는 세로토닌 분비를 촉진시킨다.

식이섬유를 충분히 섭취하는 방법

- **채소는 익혀 먹는다**: 날로 먹으면 수분이 많고 부피가 커서 많이 먹을 수 없다. 익힐 때는 살짝 데쳐서 무치거나 찌거나 기름을 쓰지 않고 물을 조금 넣고 센 불에 빠르게 볶는 것이 비타민과 미네랄 손실을 줄이는 조리법이다.

- **뿌리채소를 즐겨 먹는다**: 우엉이나 당근, 감자, 토란 등 뿌리채소의 식이섬유는 부드러워서 김치나 나물 종류의 식이섬유보다 배변활동에 도움이 된다. 특히 연근은 손상된 장 점막을 회복시키고 출혈을 멎게 하는 좋은 식품이므로 조려두고 밑반찬으로 먹는 것이 좋다.

- **버섯이나 해조류를 자주 이용하자**: 표고버섯과 다시마는 국이나 볶음 등 어디에 넣어도 맛이 좋다. 새송이버섯이나 느타리버섯 등 다른 버섯이나 미역, 파래 같은 해초류는 샐러드나 국의 건더기로 사용하면 좋다.

- **밥은 잡곡밥으로, 빵은 호밀빵으로 바꾸자**: 기름진 백미밥과 카스텔라나 케이크처럼 부드러운 빵이 입에는 달지만, 몸은 통밀이나 호밀로 만든 빵을 더 좋아한다는 것을 기억하자.

- **후식이나 간식은 과일로 먹자**: 과일, 특히 귤의 속껍질이나 사과, 자두나 살구에는 부드러운 식이섬유인 펙틴이 풍부하다.

정제를 거듭한 가공식품

들어가기 전에

'순식물성', '천연', '자연에서 온', '유기농', '무항생제' ……. 도무지 안심하고 먹을 것이 없는 시대에도 소비자들을 단번에 안심시키는 단어들이다. 어떤 제품에든 이런 단어를 쓰려면 일정한 조건을 충족해야 하므로 위와 같은 단어들이 갖는 공신력은 대단하다. 문제는 이런 단어들이 항상 '건강에 좋은'과 동일하지는 않다는 점이다. 일종의 함정인 셈. 함정은 우리가 생각하는 것보다 훨씬 많아 곳곳에 도사리고 있다.

함정은 흙에서 직접 캐내거나 나무에서 따서 바로 먹지 않는 한 대부분의 식품이 가공과정을 거쳤다는 점이다. 공장에서 본격적으로 가공하는 것은 물론 가정에서 조리하거나 발효시키면 맛이 더 좋아지고 소화하기도 좋은 형태가 된다. 대신 비타민이나 미네랄 등 영양성분이 손실되는 것과 첨가물이 함유되는 것을 피할 수 없다. 가공과정에서 첨가물을 넣지 않는다 해도 가공한다는 것 자체가 영양손실을 내포한다. 우리의 주식인 쌀은 물론 밀가루와 설탕 등 아무것도 넣지 않았지만 맛 좋고 먹기 좋으라고 정제한 식품은 자연의 그것과는 전혀 다른 성질을 지닌 것이 된다. 좀 심하게 극단적인 예를 들자면 대마초는 대마로, 모르핀은 양귀비를 원료로 만든 마약이다. 천연 재료에 그 어떤 것도 넣지 않았지만 정제에 정제를 거듭하면 환각을 일으키는 마약성 물질이 되는 것이다. 그러므로 중요한 것은 재료가 천연이냐 아니냐가 아니라 그 재료를 가지고 어떻게 했느냐이다.

건강을 위한 기본 식사 원칙

- **좋은 음식을 골라라** : 화학첨가물을 완전히 피하는 식사를 하는 것은 거의 불가능에 가깝다. 하지만 가능한 가장 좋은 식품을 선택함으로써 화학첨가물의 폐해를 중화시킬 수는 있다.

- **싱싱한 과일과 채소를 조금씩이라도 매일 먹는다** : 과일과 채소의 비타민은 파괴되기 쉬우므로 샐러드나 찐 감자 등 최소한의 조리만 하는 것이 좋다.

- **음식은 가능한 기본 양보다 적게 먹는다** : 설탕이 기본 재료로 들어간 과자, 빵, 아이스크림, 토마토케첩, 과일 요거트 등은 물론 유자차나 모과차, 당분이 많은 과일주스도 많이 마시지 않도록 한다. 당분이 많이 든 음식은 열량이 높고 혈당을 높이는 것은 물론 대사과정에서 비타민B군을 빼앗아 쉽게 피곤하게 만들고 면역력을 떨어뜨린다.

- **고기 먹는 날은 일주일에 1~2번이면 충분하다** : 달걀도 일주일에 2~3개가 적당하다 단, 탈모 환자는 예외다. 매일 1개씩 먹는 것이 적당하다. 햄과 소시지, 육가공품도 가능한 먹지 않도록 한다.

- **밥은 잡곡밥으로, 빵은 통밀빵으로, 과자도 통밀과자를 선택하자** : 정제를 많이 할수록 영양소는 줄어들고 열량만 높아진다.

- **지방은 골라 먹자** : 튀김이나 육류 등 기름진 음식은 물론 등푸른생선이나 메로, 참치 등 대형 생선, 초콜릿, 크림 등 지방이 많은 식품은 많이 먹을수록 나쁘다. 하지만 견과류나 참기름, 들기름, 올리브유나 포도씨유, 해바라기유 등 식물성 기름은 몸에 이롭다.

- **물은 충분히 마시자** : 커피나 음료수로 마신 수분은 마신 양보다 오히려 더 많은 양이 배출된다. 과일주스도 당도가 높아서 좋지 않다. 따라서 커피나 음료수를 마신 것은 물을 마신 것이 아니다. 가장 좋은 것은 생수이다.

1 첨가물의 함정

몸은 쑥쑥, 하지만 뇌는 느릿느릿 키우는 분유

모유 수유에 대한 인식은 점점 높아지고 있지만, 분유에 대한 엄마들의 갈등은 끊이질 않는다. 광고에 나오는 것처럼 토실토실 밤토실인 아이로 키우려면 모유만으로는 부족하기 때문이다. 분유를 먹인 아이는 살도 통통하게 오르고 쑥쑥 자란다. 모유를 비롯해 모든 젖에는 아기의 성장에 최적화된 영양소가 충분히 들어 있다. 그래서 모유, 특히 출산 2~3일부터 약 한 달간 지속되는 초유에는 각종 항체 및 영양분 등 아기에게 꼭 필요한 성분들이 들어 있다. 같은 이유로 분유의 주원료인 우유에는 모유보다 3배나 많은 단백질이 들어 있다. 송아지의 성장속도가 사람보다 3배 정도 빠른 탓이다. 소보다 더 빨리 자라는 돼지의 젖에는 모유의 5배, 개의 젖에는 7배의 단백질이 들어 있다. 하지만 뇌 발달을 돕는 성분은 부족한 것으로 알려져 있다. 몸은 쑥쑥 자라지만 뇌 발달은 느릿느릿한 것이다.

물론 분유에는 우유 외에도 여러 가지 좋은 성분이 많이 첨가되므로 뇌 발달에 도움이 되는 성분도 당연히 들어간다. 하지만 처음부터 모유에 들어 있는 성분과 나중에 따로 집어넣은 성분 중 무엇이 더 좋을지는 설명하지 않아도 될 것이다.

성장에 꼭 필요한 성분만 첨가하는 것은 아니다. 분유도 음식인지라 맛을 좋게 하려고 당분을 추가한다. 덕분에 설탕이 20%나 들어가 있다. 신생아실에서 조제 분유를 맛본 아기가 처음에는 모유를 먹지 않으려고 하는 것은 달착지근한 분유와는 달리 밍밍한 모유는 맛이 없기 때문이다. 갓난아기들조차 분유를 맛본 탓에 단맛을 좇아 모유를 먹지 않으려 하는 것이다. 분유를 한두 번 맛봤을 뿐인데도 모유와 분유를 가린다면, 분유를 먹고 자란 아이는 단맛에 훨씬 더 길들여질 것이 뻔하다. 여기에 그치지 않고 단맛은 뇌에서 기분을 좋아지게 하는 신경전달물질인 도파민 분비를 촉진시켜 중독 성향을 일으킨다. 또한 2008년, 중국산 분유에 들어간 멜라민이 아기에게 신장결석을 유발하는 등 전 세계적으로 문제를 일으켰던 멜라민 파동처럼 일부에서는 들어가서는 안 될 화학물질 같은 위험한 성분이 들어가기도 한다.

분유를 먹고 자란 아이들에게서 아토피를 비롯한 알레르기 질환이 더 많이 생기는 것은 이런 첨가물과 무관하지 않을 것이다. 실제로 분유를 먹는

정제를 거듭한 가공식품

아이들에게 분유를 중지하는 처방만으로 50% 이상의 경우에서 아토피성 질환이 사라졌다는 학계의 보고도 있다. 모유에는 분유에는 없는 초유 성분인 면역글로불린(항체)과 감마리놀렌산이 들어 있는데, 감마리놀렌산 부족이 아토피성 피부염 등 알레르기 질환의 원인이기도 하다. 그러므로 모유를 먹이는 것이 가장 좋지만, 형편이 여의치 않다면 산양초유 분유라도 사용하는 것이 아토피 등 알레르기 질환을 예방하는 방법이 될 수 있다.

중국 분유업자들, 멜라민 왜 넣었나?

〈매일신문〉, 2008년 9월 26일자

중국 분유업자들이 분유에 멜라민을 넣은 이유는 뭘까?

멜라민은 질소 함량이 풍부해(67%) 비료의 원료, 도자기의 코팅제, 접착제, 멜라민 식기 같은 플라스틱의 원료로 주로 쓰였다.

문제는 중국의 악덕 분유업자들이 멜라민을 엽기적으로 사용한 데 있다.

중국의 검사기관은 분유 등의 단백질 함량을 측정할 때 단백질 농도를 직접 재는 방법 대신 단백질의 주성분인 질소 함량을 재는 방법을 택하고 있다. 질소 함량만 일정 이상 높으면 단백질이 많이 들었다는 것을 인정해주고 있다는 것.

이에 따라 값비싼 단백질 대신 값싼 질소 덩어리인 멜라민을 분유에 넣으면 감쪽같이 분유의 단백질 함량을 맞출 수 있다는 점을 악용한 것이다.

멜라민은 오랫동안 다량 먹을 경우 요로결석, 급성신부전 등 신장계통의 질환을 일으키는 것으로 알려졌다. 또 1년 전에는 미국에서 멜라민 사료를 먹은 애완동물이 대량 폐사한 사건도 일어났었다.

모유는 과연 안전할까요?

엄마들은 아기가 아프면 다 자기 탓인 것만 같다. 그래서 갓난아기에겐 가장 좋다는 모유를 먹이면서도 엄마들의 걱정은 끊이지 않는다. 걱정도 팔자인 엄마들의 모유 걱정.

Q : 한때 모유에서 다이옥신 등 환경호르몬이 검출된 적이 있었습니다. 도시에서 살다 보면 대기오염도 염려되고 가공식품이나 패스트푸드도 적잖이 먹게 되는데 이런 엄마가 주는 모유가 과연 안전할까요?

A : 이 세상의 모든 식품은 조금씩이라도 환경호르몬이나 중금속에 오염되어 있습니다. 누구나 다 조금씩은 환경호르몬을 먹고 있다는 것입니다. 환경호르몬이나 중금속을 100% 피할 수 있는 방법은 없습니다. 앞에서도 설명했듯 모유에는 항체인 면역글로불린이 들어 있어 영아의 면역력 증가에 꼭 필요합니다. 그러니 모유는 꼭 먹이는 게 좋습니다. 수유부가 임신 전은 물론 수유 중에도 해조류나 클로렐라를 꾸준히 섭취하면 모유에 들어 있는 환경 오염물질을 제거하는 데 도움이 됩니다.

Q : 제왕절개로 아기를 낳아야 합니다. 마취도 할 테고, 수술 후에는 항생제 등 약도 먹을텐데 모유 수유를 해도 괜찮을까요?

A : 초유는 출산 후 2~3일이 지나야 나오기 시작하는데, 이때쯤엔 이미 마취약 같은 독성이 강한 물질은 빠져나간 후입니다. 또한 수술 후 복용하는 항생제와 한 달여 동안 먹는 약도 아이에게 영향을 미치지 않도록 제조됐으니 안심해도 좋습니다.

Q : 태어난 지 며칠 안 된 아기가 황달에 걸렸어요. 태어나서 먹은 것이라고는 모유밖에 없는데, 제 모유에 문제가 있는 걸까요?

A : 황달은 갓 태어난 아기의 혈액 속의 빌리루빈 수치가 증가해서 생기는 것으로 미숙아일수록 잘 나타납니다. 모유에 문제가 있어서 황달이 생기는 건 아니지만, 모유를 먹이면 황달이 심해질 수 있으므로 아기에게 황달이 있으면 모유 수유를 중단합니다. 신생아 황달은 특수 형광등을 켠 인큐베이터에서 광선 치료를 받으면 완치됩니다. 심한 황달인 경우 입원 치료가 필요합니다.

Q : 아기가 하루에도 몇 번씩 설사를 해댑니다. 물젖이라 그런 거라는데 모유 수유를 계속해도 될까요?

A : 흔히 말하는 물젖과 참젖이 따로 있는 건 아닙니다. 다만, 젖을 물리고 처음 5~6분 동안 나오는 젖에는 수분과 젖당이 많아 좀 묽고 양이 많습니다. 어른들이 밥을 먹기 전 물 한 모금으로 목과 입을 축이듯, 본격적으로 아기의 배를 채우기 전 목마름을 해소시키기 위해서입니다. 그런 다음 크림처럼 희고 된 젖이 나와 아기의 배고픔을 채워줍니다.

아기가 변을 많이 보는 것은 장 기능과 관련된 것이지 소위 말하는 물젖 때문이 아닙니다. 아직 장 기능이 약한 갓난아기들은 하루에 열 번 이상도 변을 보는데 보통 한 달 정도 지나면 괜찮아집니다. 하지만 아기가 설사를 계속하는 것은 장염이거나 모유 알레르기일 수 있으니, 그로 인해 탈수될 수도 있으므로 빨리 병원으로 가야 합니다.

Q : 젖이 잘 나오게 하려면 어떤 음식을 먹어야 하나요?

A : 엄마가 잘 먹어야 젖도 잘 나옵니다. 단백질과 칼슘, 수분을 중점적으로 섭취하되 골고루 잘 먹는 것이 중요합니다. 미역, 조개, 전복, 멸치, 굴, 쇠고

- 기, 두유, 달걀, 두부, 마른 표고버섯, 목이버섯, 오렌지, 키위, 요구르트, 치즈 등이 수유에 도움이 됩니다.

이유식이 필요한 세 가지 이유

모유의 영양과 면역력은 6개월을 넘기지 못한다. 그래서 생후 6개월부터는 예방주사도 맞아야 하고 이유식도 해야 한다. 이유식을 하는 이유는 크게 세 가지이다. 모유만으로는 부족한 영양을 보충하고, 여러 가지 맛과 음식의 질감을 익혀 아기의 감각발달을 돕기 위함이다. 또한 씹는 훈련을 통해 치아는 물론 두뇌발달도 도모하는 것이다. 그런데 요즘 아기들이 먹는 시판 이유식은 이유식의 첫 번째 역할, 즉 영양공급에만 치중하고 있다. 모든 재료를 갈아서 죽처럼 만들거나 분유처럼 물에 타 먹일 수 있도록 분말 형태로 만들어졌기 때문에 각각의 재료의 맛이나 질감을 느낄 수도 없고 씹을 필요도 없기 때문이다. 그나마 영양공급 면에서도 충실하지 못하다. 분유와 마찬가지로 너무 단 데다 여러 가지 첨가물이 들어갔기 때문이다.

원래 아이들이 먹는 음식에는 설탕 같은 당분을 넣지 말아야 한다. 그러나 이유식에는 설탕, 과당, 포도당, 젖당, 올리고당 등 여러 가지 당이 들어 있다. 1999년 소비자보호원에서 당시에 시판되던 이유식 전체15개를 조사한 결과 이유식 한 통에 설탕이나 포도당, 과당 등이 적게는 9.2g에서 많게는

정제를 거듭한 가공식품

24.3g에 이르렀다. 그러나 미국에서는 1세 이하의 영아용 음식에는 설탕 같은 당류는 물론 소금이나 조미료도 거의 넣지 않는다. 소비자들이 원하지 않기 때문이다.

어릴 때부터 단맛에 길들여지면 계속 단 음식을 찾게 되고 이는 칼슘이나 칼륨 등 미네랄 부족으로 인해 공격적인 성격, 소아 당뇨나 고혈압 등의 질병으로 이어질 수 있다. 그 외에도 맛을 내기 위한 여러 가지 첨가물이 들어가기 때문에 일시적으로 발진이나 구토, 설사 등 알레르기 증상이 나타날 수 있다. 아기가 이런 증상을 보이면 엄마들은 보통 분유나 이유식이 맞지 않기 때문이라며 제품을 바꾼다. 그렇게 문제를 해결할 수도 있지만, 근본적인 이유는 첨가물이라는 것. 그리고 어려서부터 첨가물에 노출되면 장기적으로는 체력이 약하고 건강하지 못한 아이로 자랄 수 있다는 점을 인식하는 것이 더 중요하다.

아기에게 맛을 느끼고 씹을 기회를 뺏는다는 것도 이유식의 큰 문제 중 하나다. 다양한 맛과 색, 향, 질감을 느끼는 동안 아이의 두뇌가 발달되고 창의력이 향상된다. 감각발달이 곧 두뇌발달과 연결되기 때문. 따라서 어릴 때 다양한 것을 만져보고 맛보고 느끼는 것이 중요한데, 이유식으로는 이런 감각을 느끼기 어렵다. 만질 것도, 볼 것도, 씹을 것도 없는 데다 같은 이유식을 계속 먹다 보면 맛 또한 같기 때문이다. 반면 미국에서는 한 업체에서만 180종 이상의 다양한 이유식이 나올 만큼 종류가 다양하다. 한 가지 또는 몇 가지 곡류를 넣은 시리얼 제품부터 채소나 과일, 육류를 넣은 병제품, 주스 등 재료도 조리법도 다양한 것이다.

이유離乳의 사전적 의미 자체가 젖에서 분리되는 것, 즉 젖이나 젖병을 뗀다는 의미인데 이유식을 여전히 젖병으로 먹이는 문제도 있다. 이유식을 해야 하는 시기에 제때 씹는 훈련을 하는 것은 두뇌발달을 좌우하는 가장 큰 능력이기 때문에 중요하다. 두뇌를 자극하는 것은 발이 25%, 손이 25%, 턱이 50%이기 때문이다. 씹는 습관은 소화능력도 좌우한다. 꼭꼭 씹어야 침이 많이 분비되고, 침과 음식이 골고루 섞일수록 침 속의 아밀라아제가 탄수화물을 단순당으로 잘게 부수며 소화의 1단계를 담당하기 때문이다. 밥을 꼭꼭 씹으면 단맛이 느껴지는데, 이것이 바로 다당류인 탄수화물이 아밀라아제에 의해 단순당으로 분해됐기 때문이다. 그런데 시판 이유식을 오래 먹은 아기들은 커서도 잘 씹지 않으려 하고 국물을 즐겨 먹는 경향이 있다. 또한 젖병을 오래 물고 있으면 충치가 생기거나 치열이 비뚤어질 확률도 높아지니 여러 모로 이로울 것이 없다.

이유식으로 뭘 먹일까?

우리의 주식은 밥이므로 이유식으로 가장 좋은 것도 밥, 즉 곡류이다. 처음에는 미음에 가깝게 쌀죽을 묽게 쒀서 주다가 보리, 수수 등 잡곡을 한 가지씩 섞어주는 것이 좋다. 그러다 제철식품 위주로 하나씩 재료를 늘려가다가 아기가 잘 먹으면 식구들이 먹는 밥과 국을 좀 더 소화가 잘되도록 부드럽게 조리해서 주면 된다. 쇠고기 무국을 끓였다면 국물에 밥을 말고 무를 건져서 으깬 후 주어도 되고, 된장찌개를 끓일 때 두부나 호박, 감자를 건져서 으깨 먹여도 좋다. 이처럼 재료를 하나씩 늘려나가다 보면 아기가 어떤 음식에 알레르기 반응을 보이는지도 자연스럽게 알 수 있다. 어떤 음식을 먹은 후 알레르기 반응을 보인다면 1~2주의 간격을 두고 다시 먹여본다. 다시 먹였을 때

괜찮으면 또 먹여도 되고, 같은 반응이 나타난다면 그 음식은 피하는 것이 좋다. 부모에게 알레르기가 있다면 이유식은 좀 천천히 시작해도 된다.

어떤 육아책에서는 이유식은 과즙부터 시작하라고 조언하기도 하는데, 과즙부터 먹게 되면 분유나 시판 이유식을 먹는 아이들처럼 단맛에 길들여져 곡류나 채소 등 담백한 맛은 먹지 않으려 할 수 있다. 완전식품으로 알려진 달걀노른자를 물에 개서 주는 경우도 있는데, 달걀노른자에는 단백질은 물론 콜레스테롤도 많아 소화가 잘 안 된다. 따라서 달걀이나 고기 등 단백질 식품은 7개월 이후에 천천히 조금씩 주도록 한다. 너무 일찍부터 단백질 식품을 먹이면 제대로 소화흡수하지 못해 열이 나거나 두드러기, 구토 등 알레르기 증상이 나타날 수 있다.

진짜 유산균은 사라진 요구르트

몸에 좋은 척하고 있지만 실은 첨가물 덩어리인 것의 대표선수로 아이들의 간식이나 급식에 종종 등장하는 노란색 요구르트를 꼽을 수 있다. 요구르트를 몸에 좋은 식품으로 꼽는 이유는 바로 유산균 때문이다. 유산균은 장에 들어가 나쁜 균의 번식을 막고 유익한 균의 번식을 도와 장 기능을 활성화시킨다. 그러나 노란색 요구르트는 말이 유산균 음료일 뿐 사실 내용물이나 영양 면에서 보면 설탕물에 더 가깝다. 설탕물 70%에 포도당과 탈지분유를 물에 녹여 가열한 뒤 냉각 배양시킨 배양유가

30%, 여기에 유산균과 함께 향과 색을 내는 이런저런 첨가물을 넣은 것이기 때문이다. 탈지분유와 정제설탕을 쓰고 유산균을 따로 넣는다는 점에서 떠먹는 요구르트나 마시는 흰색 요구르트도 노란색 요구르트와 크게 다를 바 없다. 다만 설탕 대신 올리고당을 넣거나 '○○맛', '○○향'과 같이 첨가물을 줄이고 과육이나 과일잼을 좀 더 넣었을 뿐이다. 유산균조차 첨가물인 셈이다.

사정이 이럴 수밖에 없는 것은 요구르트의 가장 중요한 재료인 원유의 질이 떨어지기 때문이다. 원래 요구르트는 우유를 상온에 두기만 해도 저절로 발효되면서 만들어져야 한다. 우유 자체에 유산균이 들어 있기 때문이다. 그러나 가격을 낮추려면 질이 낮은 원유를 사용할 수밖에 없고, 세균을 죽이기 위해 살균하는 동안 유산균도 함께 죽게 된다. 그래서 인공배양한 유산균을 따로 넣어야 하는 것이다. 원유 자체의 유산균과 인공배양한 유산균의 질에는 엄연한 차이가 존재한다. 집에서 지은 밥과 공장에서 지은 인스턴트 밥의 차이와 같지 않을까?

이런 요구르트가 장 기능, 더구나 변비 예방에 효과적일 리 없다. 요구르트는 유산균 덕분에 장 기능을 활성화하는 것으로 알려졌지만, 놀랍게도 변비에는 요구르트만 먹는 것은 오히려 좋지 않다. 실제 돌 지난 아이들의 주된 변비 원인은 유제품을 많이 먹어서이다. 요구르트나 우유 등 유제품을 먹는 만큼 다른 음식을 먹는 게 줄어서 섬유질 섭취가 줄어든 탓이다. 변비에는 섬유질만 한 게 없다. 특히 좋은 것은 자두, 살구, 배, 복숭아, 콩, 완두, 시금치, 배추, 건포도, 양배추, 옥수수, 현미밥, 고구마, 감자, 우엉, 밤, 다시마, 땅콩, 깨, 매실 등이다. 요구르트는 물론 우유, 아이스크림, 치즈, 육류, 기름진 음식, 흰 설탕, 흰 밀가루, 흰 쌀밥 등은 변비일 때는 절대 피해야 한다. 요구르트에 들어 있는 유산균의 효과를 보고 싶다면 요구르트와 함께 식이섬유가 풍부한 채소와 과일을 함께 먹는 것이 더 낫다.

가장 좋은 요구르트는 집에서 만든 것이다. 요구르트를 만드는 방법은 어렵지 않다. 우유에 시판되는 요구르트를 2~3스푼 정도 넣거나 유산균 분말을 넣은 후 발효기에 넣으면 된다. 6~8시간이 지나서 순두부처럼 엉기고 약간 시큼한 냄새가 나면 완성된 것이다. 냉장보관하면서 입맛에 맞게 꿀이나 과일, 잼을 넣어 먹으면 된다. 한 번 만든 후부터는 만들어둔 요구르트를 우유에 넣어서 같은 방법으로 만들면 된다.

요구르트는 식후에 바로 먹자

유산균은 대부분 위를 지나가는 동안 위산에 의해 죽는다. 유산균이 장까지 살아서 간다는 캡슐 요구르트 제품이 있는 것만 봐도 유산균이 위산에 약하다는 것을 알 수 있다. 특히 아침에는 자는 동안 위액 분비가 늘어 위의 산도가 높아진 상태이므로 빈속에 요구르트를 먹는 것은 아무 효과도 기대할 수 없다. 따라서 요구르트를 꼭 먹어야겠다면 식후에 바로 먹는 게 좋다. 그럴 여건이 안 된다면 물이라도 마셔 위의 산도를 조금이라도 낮춰야 유산균의 효과를 볼 수 있다.

자연발효?
아니,
공장 가공 치즈

노란색 슬라이스 치즈도 마찬가지이다. 낱개 치즈를 감싸고 있는 비닐포장을 자세히 살펴보면 원재료 및 함량 부분에서 방부제와 색소를 비롯해 다양한 첨가물의 이름을 찾아볼 수 있다. 요구르트와 마찬가지로 치즈도 원래 우유가 자연상태에서 발효되면서 만들어지는 것이지만, 자연발효 치즈를 찾는 것은 현실적으로 어렵다. 자연 치즈조차 대부분 크고 작은 공장에서 가공한 것인데, 흔히 먹는 노란색 슬라이스 치즈는 여기에 여러 가지 첨가물을 넣은 후 높은 온도에서 녹인 뒤 다시 식히고 굳혀서 모양을 만든 것이다.

그런데 가만히 맛을 보면 수입 치즈가 보통 국산 치즈보다 더 짜다. 소금은 짠맛을 낼 뿐 아니라 미생물 번식을 억제해 유통기한을 늘려준다. 그래서 국산 치즈에 비해 유통과정이 더 길고 복잡할 수밖에 없는 수입 치즈는 유통기한을 늘리기 위해 소금을 2~3배 정도 더 많이 넣는다. 이때 들어가는 소금이 바다 본연의 미네랄이 풍부한 천일염일 가능성은 희박하다. 보통은 제삼구연산나트륨, 제일인산나트륨 같은 복합 인산염을 사용한다.

쇠고기 100g에는 50~60mg의 나트륨이 포함된 반면, 치즈 100g에는 800~900mg의 나트륨이 들어 있다. 따라서 치즈를 먹거나 요리할 때는 나트륨과 여러 가지 첨가물을 몸 밖으로 빨리 배출할 수 있도록 푸른잎채소와 해조류를 꼭 같이 먹거나 요리에 사용할 필요가 있다.

정제를 거듭한 가공식품

아삭아삭한 맛의 비밀, 단무지와 피클

원래 무와 오이는 각각 겨울철과 여름철 훌륭한 영양 공급원이었다. 우선 무부터 살펴보자. 가을무가 달고 시원하기로 유명한데, 특히 가을에 담근 깍두기와 동치미는 땅을 깊숙이 파고 항아리를 묻은 후 그 안에 저장해두어 먹을 것이 부족했던 시절 훌륭한 밥반찬이자 비타민 공급원이었고 두고두고 겨울 별미였다. 특히 동치미 국물은 소화제이자 연탄가스일산화탄소 중독의 민간요법이기도 했다. 소화효소가 많은 데다 섬유질도 많아 소화와 배설을 촉진하기 때문이다. 말려두면 무말랭이와 시래기가 되어 최고의 칼슘 공급원이 되기도 했다. 하지만 현대인이 가장 많이 먹는 무는 아마도 단무지일 것이다.

오이도 마찬가지이다. 그냥 먹어도 시원하고 상쾌하지만, 소금에 절여 오이지를 담근 후 얇게 저며 수분을 꼭 짜내서 참기름에 무치면 입맛이 없는 여름날엔 밥에 물만 말아도, 청국장이나 된장국에 쓱쓱 비비기만 해도 오이지 하나 얹어먹으면 훌륭한 한 끼가 됐다. 하지만 요즘 아이들은 짭짤한 오이지보다는 달콤새콤한 피클에 더 익숙한 것이 현실이다.

단무지나 피클은 사실상 가공식품이라고 하는 것이 더 적합하다. 동치미를 하면서 아무리 소금을 많이 뿌려도, 오이지를 담글 때 소금물을 아무리 짜게 만들어도 집에서 만든 절인 무와 오이지는 시간이 지나면 변한다. 오히려 오래 두고 먹을 요량으로 소금을 많이 넣으면 짜다 못해 쓰고 맛이 없어진다. 수분이 지나치게 빠져 씹는 맛도 별로다. 그러나 공장에서 나온 단무지나 피클은 다르다. 유통기한이 긴 것은 물론 짠맛과 단맛이 적절히 조화를 이룬 데다 아삭아삭 씹는 맛도 좋아서 자꾸만 젓가락이 가게 한다. 같은 재료로 만든 염장식품인데 집에서 만든 것과 공장에서 만들어 가게에서 파는 것의 맛의 차이가 확연한 이유는 단 하나, 첨가물의 마법 덕분이다.

약방에서 감초가 빠지지 않듯 가공식품에서는 화학조미료가 빠지지 않는다. 맛있는 가공식품을 만들기 위한 필수이기 때문이다. 여기에 여러 가지 감미료와 함께 단맛을 내는 사카린을 더한다. 너무 짜기만 하면 손이 잘 안 가니까 사카린의 단맛으로 짠맛을 중화시키고, 소금의 삼투압 작용만으로는 부족한 씹는 맛을 아삭아삭하게 보강하려는 것이다. 결코 소금을 덜 넣어서 덜 짠 것이 아니라는 것이다. 단맛 덕분에 상대적으로 덜 짜게 느끼는 것뿐, 염분 섭취량은 집에서 만든 짭짤한 무절임이나 오이지를 능가하고도 남는다. 새콤한 맛을 위해 빙초산도 넣고, 장기 보존과 상온에서도 유통될 수 있도록 소르빈산칼륨을 비롯한 여러 가지 방부제를 넣는다. 가볍게는 구역질이나 속쓰림부터 심각하게는 중추신경 마비와 간 독성까지 유발할 수 있는 여러 가지 화학첨가물들이 마치 종합선물세트처럼 들어가야 맛있고 아삭한 단무지나 피클이 완성되는 것이다.

단무지를 꼭 먹어야 한다면 깨끗이 씻어서 사용하도록 하자. 물에 깨끗이 씻은 후 식초와 설탕을 섞은 물에 담갔다가 사용하면 조미료와 방부제 등 첨가물을 어느 정도는 덜어낼 수 있다. 이왕이면 동치미나 오이지를 단무지와 피클 대용으로 사용해도 좋을 것이다. 겨울에 먹다 남은 동치미나 오이지를 잘 씻어서 하루 정도 말린 후에 식초, 설탕, 소금을 섞은 물에 담가놓으면 단무지 대용으로 좋다. 특히 김밥을 만들 때 단무지나 피클 대신 동치미나 오이지를 사용해도 산뜻한 맛을 낼 수 있다.

건어물, 그냥 먹어도 맛있는 이유

밥반찬은 물론 안주로도 즐겨 사용하는 오징어채, 쥐포채를 가공식품이라고 생각하는 소비자는 드물 것이다. 대체로 싱싱한 쥐포나 오징어 등을 건조시킨 것이 가공과정의 전부라고 생각하기 때문이다. 그러나 쥐포채나 오징어채가 굳이 양념을 하지 않은 채 그냥 먹어도 맛있는 것은 이미 가공됐기 때문이다. 가장 기본적인 것은 방부제와 표백제이다. 밑반찬용으로 많이 쓰는 오징어채나 쥐포채는 적당히 쫄깃하되 씹기 좋을 만큼 탄력이 있다. 같은 건어물이지만 멸치나 새우와는 질감부터 다르다. 물기가 완전히 마르지 않은 상태인 것이다. 당연히 부패 위험도 더 높아서, 이를 막기 위해 방부제를 사용한다. 또한 먹음직스런 흰 빛깔을 내고 변색되는 것을 막기 위해 아황산나트륨, 차아황산나트륨 같은 표백제를 사용한다. 여기에 맛을 좋게 하기 위해 화학조미료나 인공감미료를 넣고, 중량을 늘리기 위해 녹말가루나 밀가루를 쓰는 경우도 있다. 그러나 첨가물을 기준치 이내로 사용했는지 확인할 방법은 없다. 포장제품이 아니라 시장이나 마트에서 수북하게 쌓아놓은 채 무게에 따라 가격이 매겨지는 탓이다.

밑반찬용이 이럴진대 안주용으로 나온 조미 오징어포나 쥐포는 오죽할까? 짜고 달고 자꾸만 먹게 하는 그 맛, 역시 화학조미료와 인공감미료 덕분이다. 덜 마른 오징어포나 쥐포에 각종 양념과 버터 등을 잔뜩 발랐으니 세균이 자라기에는 더없이 좋은 환경. 상온에서 유통되려면 진공포장만으로는 부족하다. 방부제를 사용할 수밖에 없는 것이다.

건어물은 그냥 먹는 것보다 무치거나 볶아서 먹되, 조리 전 물에 불리면 방부제나 화학조미료를 어느 정도 줄일 수 있다. 술안주용으로 나온 조미 오징어포나 쥐포를 먹는다면 함께 들어 있는 소스를 빼고 먹도록 하자. 오징어포나 쥐포에도 이미 충분히 양념이 되어 있으며, 나트륨을 비롯한 첨가물이 충분히 많이 들어간 상태. 역시나 첨가물 덩어리인 소스까지 보탤 이유는 없다.

발효식품이 아닌 분해식품, 장류

전통 발효식품을 공장에서 만든다면 과연 발효식품일까, 가공식품일까? 공장에서 만든 제품이라고 해서 무조건 가공식품으로 몰아붙일 수는 없지만, 일단 진간장은 가공식품에 더 가깝다. 간장은 크게 두 가지 종류로 나뉜다. 국을 끓일 때 주로 사용하는 국간장조선간장과 무침이니 조림 등에 사용하는 진간장왜간장. 한때 진간장 업계에서 산분해간장 논란이 인 적이 있었다. 오랫동안 산분해간장이 지배해온 간장 업계에 몇 년 전 자연숙성간장이 등장하면서 소비자들이 자연발효가 아니라 화학발효 과정

정제를 거듭한 가공식품

을 거친 간장이 과연 몸에 좋을 것인가 하는 의구심을 갖자 산분해간장 제조업체와 자연숙성간장 제조업체가 치열한 공방을 주고받았던 것.

발효식품인 장류의 맛의 핵심은 콩단백질이 분해되면서 만들어지는 아미노산이다. 그런데 누룩 같은 효소가 단백질을 분해하는 데는 아주 많은 시간이 걸린다. 하지만 강산인 염산을 이용해 단백질을 분해하면 작업이 상당히 간단해져서 사흘 안에 간장을 뚝딱하고 만들어낼 수가 있다. 이것이 산분해이다. 분해과정뿐 아니라 염산으로 분해하는 단백질의 원료도 문제이다. 콩은 콩인데 가정에서 장을 담글 때 쓰는 대두와는 다르다. 기름을 짜내고 남은 콩깻묵대두박이 대부분, 사실상 콩 찌꺼기를 사용하는 셈이다. 하지만 아미노산을 추출하는 데는 단백질만 있으면 되므로 전혀 문제될 것이 없다. 콩깻묵을 염산으로 분해해 얻은 아미노산을 가수분해 단백질이라고 부른다. 부실한 재료에 강산을 부어 빠르게 분해시켰으니 전통 장류 특유의 콤콤하면서도 감칠맛 나는 그 깊은 맛이 날 리 없다. 오히려 사실상 악취라고 하는 것이 어울릴 법한 고약한 냄새가 난다.

이때 가수분해 단백질을 간장으로 변신시키는 구원투수로 등장하는 것이 바로 첨가물이다. 화학조미료의 주성분인 MSG가 감칠맛을 내고, 감미료가 단맛을, 산미료가 상큼한 맛을 더해 맛의 기본을 만든다. 여기에 장류 특유의 걸쭉한 느낌을 내기 위해 증점제를 넣고, 진한 어두운 색은 캐러멜 색소가 담당한다. 가공식품이니 보존료도 빠질 수 없다. 소르빈산칼륨, 파라옥시안식향산 등 보존료에 몇 가지 착향료를 더한다. 물론 자연숙성간장의 도움도 '조금' 필요하다.

이 모든 과정을 거치면 그럴듯한 맛을 내는 산분해간장이 완성된다. 현재 판매되는 대부분의 진간장은 산분해간장 70%에 자연숙성간장 30%를 섞은 혼합간장이다. 따라서 간장을 고를 때는 숙성기간이나 발효방법 등을 잘 살펴봐야 한다. 그러나 포장용기에 붙은 스티커의 간략한 정보만으로는 자세한 것을 알기 어렵다. 한 가지 팁을 알려주자면, 간장의 등급을 결정하는 중요한 요소인 총 질소 함량이 있는데 수치가 높을수록 좋은 것이다. 통상 총 질소 함량이 1%가 표준, 1.5%면 고급 제품이라고 할 수 있다.

된장은 간장에 비하면 비교적 전통적인 방법으로 충실하게 만들어지지만, 그렇다고 첨가물의 유혹까지 피해가지는 못한다. 보존료는 기본, 간장과는 달리 맛있어 보이는 된장의 핵심은 특유의 연한 갈색이다. 이 색이 어둡게 변하는 것을 막기 위해 표백제를 사용하고, 그것도 모자라 색을 안정시키는 중합인산염까지 사용한다. 보존료와 함께 먹음직스런 색을 위해 색소를 사용하기는 고추장도 마찬가지다.

요즘에는 물에 풀어 끓이기만 하면 된장찌개나 청국장 등 맛있는 찌개를 만들어주는 양념장이나 된장에 고추장과 갖은 채소와 양념을 넣은 쌈장도 흔하다. 파, 마늘 등 갖은 양념을 미리 넣은 이런 양념장이나 쌈장은 일반 장류보다 더 많은 보존료가 필요하다. 채소 때문에 미생물이 오염될 수 있기 때문이다. 원래 장류가 상하지 않고 잘 발효되게 하는 관건은 소금인데, 공장에서 대규모로 생산할 때 좋은 소금을 쓸 가능성은 희박해 보인다. 최대 이윤 추구의 원칙에 따라 저렴한 소금을 쓸 텐데, 중금속 등 유해물질이 많은 소금으로 장을 담그면 발효가 잘 되지 않고 맛이 변하기 쉽다. 이처럼 제조업체가 방부제와 조미료를 비롯한 첨가물의 유혹에서 벗어나기 힘든 데는 소금 탓도 크다.

> **좋은 간장 고르는 법**
>
> 산분해간장 유해 논란 이후 요즘은 화학간장과 양조간장을 섞은 혼합간장이 주를 이루고 있다. 따라서 간장을 고를 때는 라벨의 성분 표시를 유심히 살펴보는 것이 좋다. 장을 만들 때 필요한 기본 재료는 콩과 소금이다. 따라서 콩, 즉 대두 성분이 많을수록, 재료의 원산지가 국산일수록 좋은 제품이라고 할 수 있다.
>
> 반면 향미증진제나 산도조절제를 비롯해 용도나 기능을 알 수 없는 어려운 이름이 많이 쓰여 있을수록 첨가물이 많이 들어갔다고 볼 수 있다. 즉, 쉽게 알 수 있는 재료가 많이 들어간 것일수록 좋은 것, 주방에선 좀처럼 쓰지 않는 낯선 이름이 많을수록 첨가물이 많은 것이라고 생각하면 된다.
>
> 이를 습관을 들이면 다른 장류나 굴소스, 카레 등 다른 식품을 구입할 때도 응용할 수 있다.

뿌리 뽑히고 잘려도 시들지 않는 놀라운 생명력, 포장채소

정기精氣 또는 정精, 사전을 찾아보면 '천지 만물을 생성하는 원천이 되는 기운'이라는 뜻을 볼 수 있다. 그런데 자세히 보면 이 단어가 참 재미있게 생겼다. 쌀 미*자에 푸를 청靑, 즉 채소가 덧붙어 있는 것이다. 비타민과 미네랄, 식이섬유가 풍부한 채소야말로 건강의 근원임을 알려주는 글자인 것이다. 이처럼 몸에 좋은 채소이지만 바쁜 맞벌이 부부나 자취생은 신선한 채소를 사용하는 것이 쉽지만은 않다. 손질하는 데 오래 걸리는 것은 물론 밥을 해먹는 것보다 사 먹는 경우가 더 많다 보니 자칫하면 조리해서 먹는 것보다 버리는 것이 더 많아지기 때문이다. 그래서 깔끔하게 손질해 소량씩 포장해둔 포장채소에 손이 가곤 한다. 그러니 잘 다듬어 깔끔하게 포장한 채소가 왜 가공식품에 들어가야 하는지 대부분의 독자가 의아해할 것이다. 소비자 입장에서는 조리 준비과정을 간편하게 하기 위해 미리 다듬어진 채소를 사지만, 판매자 입장에서는 다듬어서 팔면 다소 시들거나 상했더라도 그 부분만 도려내면 싱싱해 보이게 할 수 있다. 판매자 입장에서 보면 포장채소는 원래와는 전혀 다른 모습으로 다시 만들었으니 자연식품이 아니라 가공식품인 셈이다.

마트에서 파는 포장채소는 참으로 깔끔하다. 집에서 채소를 다듬어 냉장고에 넣어두면 얼마 지나지 않아 무르고 상하는데, 마트에서 구입한 포장채소는 신선함도 오래간다. 게다가 도라지나 연근, 우엉 등 껍질을 벗기면 금세 갈변하고 마는 뿌리채소마저 뽀얀 흰 빛을 오래도록 유지한다. 마트의 냉장고가 가정용보다 더 훌륭하기 때문일까? 아니다. 집에 와서도 포장채소의 싱싱함은 다른 채소보다 훨씬 오래간다.

지극히 자연스러워 보이는 그 싱싱함에 오히려 부자연스러움이 숨어 있다. 첨가물 영업왕에서 첨가물 반대 전도사가 된 《인간이 만든 위대한 속임수 식품첨가물》의 저자 아베 쓰카사가 전하는 포장채소의 진실은 이렇다. 우선 살균제액이 들어 있는 큰 통에 일정한 크기로 자른 채소를 넣는다. 약품의 농도를 바꾸면서 여러 차례 살균한 뒤, PH조정제를 거치고 나면 시들

시들하고 물러서 문드러져가던 채소도 사각사각 씹는 맛이 일품이 신선 채소로 변신한다. 여기에 보존료만 거치면 마트 냉장고에 진열될 준비가 끝난다. 우엉이나 연근, 도라지처럼 갈변하는 채소는 표백과정이 추가된다. 아황산염으로 깨끗하게 표백과정을 거쳐야 비로소 뽀얀 몸통을 자랑하며 진열대로 향할 수 있다.

포장채소 외에도 주부들이 선호하는 것으로 데친 채소가 있다. 채소를 데칠 때 팔팔 끓는 물과 소금이면 충분하지만, 데친 채소 밑으로 유난히 초록색 국물이 흐른다면 이 역시 의심할 만하다. 엽록소가 풍부한 신선한 채소이기 때문일 수도 있지만 물감을 사용했을 수도 있기 때문이다. 색은 진한데 구수한 향은 덜하다면 더더욱 의심이 간다. 아무리 초록빛이 짙은 시금치라도 집에서 데치면 그렇게나 진한 국물이 나오지 않기 때문이다.

요즘 채소는 과거의 채소와는 달리 미네랄은 부족하고 오히려 중금속을 함유하고 있기 십상이다. 산성비 덕분에 흙에 있던 좋은 미네랄은 대부분 강으로 씻겨 나간다. 부족한 지력을 보충하기 위해 화학비료를 사용하고 그 때문에 지력이 더욱 나빠지는 악순환이 계속되는데, 그런 땅에서 자란 채소에 영양이 풍부할 리 없다. 실제로 미국 농무부에서 1975년과 2008년 채소와 과일의 영양가를 비교했더니, 사과의 비타민A는 41%, 피망의 비타민C는 31%, 브로콜리의 비타민A와 칼슘은 50%, 철분이나 미네랄은 80% 이상 줄었다고 한다. 대신 환경오염이나 농약으로 인한 중금속은 땅에 고스란히 쌓였다가 그 땅에서 자란 식물에 축적될 가능성은 더 높아졌다.

이처럼 잔류 농약이 남아 있는 채소를 물이 아니라 살균제와 표백제 등으로 씻어낸다면 아무리 싱싱해 보인다 한들 몸에 좋을 리 만무하다. 물론 채소를 키우고 포장할 때 사용하는 첨가물의 독성은 그리 크지 않을 것이다. 그러나 다른 식품과 생활환경에서 오는 화학물질의 독성에다 건강에 좋은 줄 알고 즐겨 먹었던 채소의 첨가물까지 조금씩 쌓이다 보면 어찌 될까? 티끌 모아 태산이라는 옛말이 굳이 저축에만 해당되지는 않을 것이다.

장바구니에서 조리까지 채소 사용법

• **시금치**: 뿌리 가까운 쪽에서부터 잎이 빽빽하게 난 것이 좋다. 이파리가 작으면서 줄기가 홀쭉하게 긴 것은 화학비료나 농약을 사용했다는 뜻이다. 집에 와서는 흐르는 물 속에서 5분 정도 담가뒀다가 5번 이상 깨끗하게 헹군다. 데칠 때는 팔팔 끓는 물에 소금을 조금 넣은 뒤 뿌리 쪽부터 넣고 살짝 데친다. 비타민C는 물에 씻을 때도, 열의 의해서도 쉽게 파괴되므로 최단 시간에 데치는 것이 관건이다. 소금을 넣는 것은 색도 선명하게 해주고 비타민C도 덜 파괴되게 해준다. 데친 것을 흐르는 물로 다시 씻은 후 물기를 꼭 짜내면 뜨거운 물과 찬물 사이에서 농약과 아질산, 옥살산 등이 녹아나온다.

• **오이**: 제철인 6월에서 8월경에 가장 맛있다. 대가리가 크고 끝이 가늘며 흰 것은 피한다. 병충해에 약해 농약을 많이 썼다는 증거, 결과적으로 영양도 부족할 수밖에 없다. 오이를 씻을 때는 굵은소금으로 문질러서 씻으면 껍질 표면의 미생물과 농약을 제거할 수 있다. 그래도 안심이 안 된다면 껍질을 벗겨서 먹는 것도 방법이다.

• **양배추**: 농약은 바깥쪽에 가장 많이 묻으므로 겉잎과 잎 끝이 쭉쭉 뻗은

것은 제거한다. 찌는 것이 오염물질 제거에 가장 효과적이지만, 샐러드 등 날로 먹을 때는 묽은 식초물에 살짝 담갔다가 꺼내 조리한다.

• **당근**: 잎을 떼어낸 뒤 잘린 단면을 보았을 때 작을수록 좋다. 잔뿌리도 살펴야 한다. 뿌리 부분이 움푹 팬 것은 농약이 많이 침투했을 가능성이 있으므로 피한다. 뿌리채소는 잎이 난 채소보다 농약 걱정을 덜 해도 괜찮다. 수돗물을 틀어놓고 수세미로 박박 문지르고 스펀지로 대여섯 차례 문질러 씻으면 안심. 당근의 카로틴은 지용성 비타민이므로 기름으로 조리할 때 훨씬 흡수가 잘된다. 한편 비타민C를 파괴하는 아스코르비나제가 들어 있으므로 다른 채소, 특히 오이와 함께 쓰지 않는다. 꼭 함께 써야 한다면 익힌 후 함께 조리하거나, 날로 조리할 때는 오이를 식초에 살짝 버무린 후 당근을 넣는 것이 좋다.

• **양파**: 오래 두고 먹기에는 가을 양파가 좋다. 양파를 고를 때는 겉껍질이 짙은 갈색이며 광택이 있되 충분히 마른 것을 고른다. 모양에 따라 맛이 조금 달라서 길쭉하고 동그란 것은 달착지근하고, 납작한 것은 매운맛이 강하다.

• **고구마**: 색이 지나치게 선명하고 빨간 것은 인산염에 담갔을 수도 있으므로 솔로 박박 문질러 씻는다.

• **감자**: 원래 감자는 껍질 바로 아랫부분에 무기질과 비타민이 많이 들어

있다. 그래서 유기농 감자라면 칼로 껍질을 깎는 것보다 순가락이나 칼등으로 살살 긁어내는 것이 좋다. 하지만 싹이 난 감자라면 이야기가 달라진다. 감자의 싹에는 식중독을 일으키는 독성물질인 솔라닌이 있으므로 싹이 난 부위는 아까워하지 말고 깊이 베어버리고 껍질을 두껍게 벗기는 것이 안전하다.

• 우엉: 손질하는 것이 번거롭더라도 껍질째 사는 것이 안전하다. 부득이하게 껍질을 벗긴 것을 사야 한다면 지나치게 하얀 것은 피한다. 표백제 위험에서 벗어나기 위해서라도 차라리 약간 색이 변한 걸 고르는 게 안전하다. 표백제 같은 첨가물을 덜어내겠다며 소금물에 담그는 경우가 있는데, 이는 오히려 소금의 삼투압 작용으로 표백제 성분을 속까지 깊숙이 스며들게 하는 방법이다. 차라리 그냥 깨끗한 물에 담그는 것이 좋다. 연한 식초물에 잠깐 담그면 특유의 떫고 아린 맛을 없앨 수 있다.

2 정제의 함정

달콤함의 치명적인 이면, 설탕

설탕의 원료인 사탕수수나 사탕무에는 당분인 수크로오스 외에도 여러 가지 미네랄과 단백질, 섬유질이 함께 들어 있다. 하지만 우리가 먹는 설탕은 이것과는 완전히 다른 물질이다. 정제과정에서 비타민C를 포함해 천연성분의 90%가 사라지고 순수한 당, 즉 단순당만 남은 상태인 것이다. 과일이나 꿀 같은 천연 당분은 서서히 흡수되어 에너지로 천천히 연소되지만, 설탕은 빠르게 흡수되면서 소화과정을 거치지 않고 바로 소장에서 혈액으로 흡수된다. 피곤할 때 사탕이나 초콜릿처럼 단것을 먹으면 빠르게 피로가 풀리는 것은 바로 이 때문이다.

그러나 이런 빠른 흡수는 장점보다 단점이 더 많다. 빠르게 흡수된 설탕은 혈당을 급격하게 올리고, 그러면 우리 몸은 갑자기 올라간 혈당을 낮추기 위해 인슐린을 과다 분비한다. 인슐린 덕분에 다시 혈당이 급격히 떨어지긴 하지만 그 대가는 피로, 두통, 집중력 저하, 불안, 초조 등 설탕 섭취를 부르는 저혈당 증세로 나타난다. 당을 너무 많이 먹으면 쓰고 남은 당이 간에서 글리코겐으로 저장되는데, 인슐린이 제대로 분비되지 않으면 이 과정이 제대로 이뤄지지 않아 혈당이 높아지는 당뇨병이 생긴다. 글리코겐으로 제대로 전환됐다 해도 그 양이 너무 많아지면 간이 점점 커지며 지방간이 된다. 간에 정착하지 못한 글리코겐은 지방산 형태로 혈액을 타고 돌아다니다가 배나 엉덩이, 허벅지, 유방 등에 차곡차곡 쌓인다. 그래서 단것을 많이 먹으면 살이 찌는 것이다.

비타민과 미네랄을 빼앗는다는 것도 설탕의 치명적인 단점이다. 설탕을 소화하려면 많은 양의 비타민과 미네랄이 필요한데, 설탕과 함께 흡수된 비타민과 미네랄이 없으니 결국 몸에 저장된 것을 꺼내 써야 한다. 평소에 섭취한 비타민과 미네랄을 넘어 뼈와 치아에서 칼슘을 꺼내 쓰는 지경에까지 이르면 충치와 골다공증의 원인이 될 수 있다. 몸 안에 칼슘이 부족하면 예민해지고, 충동적이고, 신경질적인 특징이 나타나므로 어릴 때부터 단것을 좋아하면 아이가 신경질적이고 공격적인 성격으로 자랄 수도 있다. 과잉행동이나 집중력 저하, 학습능력 부진 등은 물론 비행청소년 문제까지 설탕 섭취와 연결시키는 것은 이 때문이다.

단 음식과 칼슘의 상관관계는 비교적 잘 알려진 편이지만 비타민B군의 중요성은 간과되는 것이 현실이다. 일부 비타민B군은 장내 세균이 필요할 때마다 어느 정도 만들어내는데, 설탕을 많이 먹으면 장내 세균이 줄어들어 비타민B군을 합성하지 못한다. 비타민B군은 신진대사에 관여하는 조효소의 성분이므로 부족하면 신진대사 전체가 느려진다. 특히, 글루타민산이 뇌 기능을 조절하는 데 꼭 필요하기 때문에 설탕 섭취가 지나치면 뇌 기능도 떨어진다. 대뇌는 물론 부교감신경의 지배를 받는 소뇌의 기능도 떨어져 저항력과 면역력이 약해진다. 쉽게 졸리고 기억력도 나빠진다. 단지 단것을 먹었다는 이유만으로 우리 몸에서 부정적인 도미노 현상이 동시다발적으로 일어나는 것이다.

그렇다면 설탕은 무조건 나쁜가? 무엇이든 지나칠 때 몸에 나쁘다. 흔히 백설탕이 가장 나쁘고 황설탕, 흑설탕으로 색이 진해질수록 건강에 이롭다고 말한다. 만일 흑설탕이 가장 덜 정제한 것이고, 많이 정제할수록 설탕이 하얗게 변한다면 백설탕보다는 황설탕이, 황설탕보다는 흑설탕이 좋다는 것은 일리가 있는 말이 된다. 그러나 현실은 그렇지 않다. 설탕은 사탕무나 사탕수수에서 원료당을 추출해 이를 가열, 농축, 결정화해서 만든다. 이 과정에서 처음 추출되는 것이 백설탕이고, 가열과정을 거치면서 황설탕, 흑설탕이 되므로 영양의 차이는 거의 없다. 게다가 일부 흑설탕(삼온당)은 윤기 나는 검은색을 내기 위해 백설탕에 캐러멜 색소를 입힌 것이다. 이처럼 착색시킨 제품은 포장의 원재료명에서 캐러멜 색소를 찾을 수 있다.

요리에 단맛을 내는 방법은 여러 가지이다. 굳이 꼭 설탕을 사용하지 않아도 양파를 많이 넣으면 단맛이 난다. 꿀이나 물엿을 사용할 수도 있고, 배즙이나 파인애플즙, 키위즙 같은 과일즙도 훌륭한 단맛을 제공한다. 게다가 양파는 강력한 항산화 효과를, 과일즙은 고기를 부드럽게 하는 연육작용을 하면서 소화가 잘되게 돕고, 꿀에는 여러 가지 미네랄이 풍부하다. 이처럼 천연식품을 사용하면 설탕만큼 즉각적인 단맛을 내지는 않더라도 은근한 단맛으로 요리의 맛을 돋우고 영양까지 챙길 수 있다.

무가당Sugar Free도 안심은 금물

소비자가 과일주스를 선택하는 기준 중 하나는 '무가당'이다. 그러나 이 역시 함정이다. 원재료 이외에 설탕은 넣지 않았다고 하지만 과일이나 꿀에 들어 있는 과당 또한 많이 섭취하면 열량이 지나치게 높아지고 혈당을 높이는 건 마찬가지이다. 따라서 다른 제품보다 열량이 낮다거나 설탕을 넣지 않았다고 강조하는 제품이라고 무조건 안심해서는 안 된다.

이는 천연당뿐 아니라 인공감미료 또한 마찬가지이다. 당뇨병 환자의 경우 설탕을 금하는 대신 인공감미료를 사용하곤 한다. 무가당 제품들도 단맛을 내기 위해 설탕보다 단맛이 몇십 배가 강한 인공감미료를 넣는다. 그린스위트, 뉴슈가, 당원 등으로 알려진 인공감미료의 주원료는 사카린과 아스파탐. 인공적으로 만든 화학물질이 몸에 좋을 리 없다. 실제로 사카린은 발암 가능성이 있어서 안정성 논란이 일고 있으며, 미국 식품의약국FDA은 아스파탐을 식품에 넣을 수 있는 성분 중 가장 위험한 물질군으로 분류하고 있다. 두통과 어지럼증, 발작, 마비, 근육 경련, 피로, 우울증 등을 유발하고 뇌종양과 노년성 치매, 파킨슨병을 악화시킬 수 있기 때문이다.

보이지 않는 '소금'의 행패

음식에 단맛을 내려면 굳이 설탕이 아니더라도 과일이나 꿀의 과당이나 포도당 같은 천연당부터 올리고당 같은 인공감미료까지 선택할 수 있는 것이 많다. 그러나 소금은 다르다. 소금은 설탕과는 달리 대체제가 없다. 음식의 맛을 위해서도, 우리 몸의 균형을 위해서도 꼭 필요한 것이 바로 나트륨이다. 우리 몸 전체의 0.2%는 소금, 즉 나트륨이다. 특히 혈액 등 체액의 농도는 0.9%로 유지해야 한다. 땀을 심하게 흘리거나 설사를 하는 등 탈수 상태이거나 물을 지나치게 많이 마신 물 중독, 즉 저나트륨 혈증이 생명을 위협하는 것은 이 때문이다. 소금의 중요성은 비단 혈액의 농도를 유지하기 위한 것만은 아니다. 나트륨은 우리 몸속에서 산과 알칼리의 균형을 유지하며, 단백질과 탄수화물 대사는 물론 심장과 신경계의 활동을 유지하는 필수미네랄이다. 그래서 나트륨이 부족하면 우리 몸은 제대로 움직이지 못한다. 사실 수술이나 치료를 위해 마취를 하는 것도 그 원리는, 그 부위의 신경세포에 들어가는 나트륨의 작용을 방해해 신경세포가 감각을 느끼거나 근육을 움직이는 등 제 역할을 하지 못하도록 하는 것이다.

이렇게 중요한 소금이지만 대부분의 의사들은 짜게 먹지 말라고 한다. 설탕이 당뇨와 같은 내분비 질환을 일으킨다면 소금은 순환기 질환인 고혈압의 원인이 되기 때문이다. 일조량이 많은 우리나라는 김치, 된장과 간장, 젓갈 등 발효식품 위주로 소금을 많이 쓰는 음식문화를 발달시켜왔다. 우리나라 사람들이 전통적으로 짜게 먹어왔다는 얘기. 그런데 현대에 들어 새삼 짜게 먹는 것이 문제가 되는 것은 왜일까?

문제는 현대인의 식생활의 주가 되는 소금이 무엇이냐에 있다. 짠맛을 미처 느끼지 못하는 소금, 즉 '보이지 않는 소금'이 곳곳에 너무 많은 탓이다. 맛을 좋게 하고 보존을 용이하게 하는 소금은 가공식품에도 약방의 감초처럼 빠지지 않고 쓰인다. 일부러 넣기도 하지만 베이킹파우더, 빵의 보존제, 햄이나 소시지 등 육류 가공품의 착색제, 아이스크림이나 우유 음료의 유화제, 감미료인 사카린, 조미료인 MSG 등에도 나트륨이 들어 있다. 그래서 고혈압 환자들에게 고염식은 물론 모든 가공식품을 금한다. 역으로 생각하면, 가공식품을 즐기는 요즘 아이들에게 고혈압이 생기기 쉽다는 얘기도 된다. 햄버거 같은 인스턴트 식품을 먹을 때 빠지지 않는 것이 바로 콜라 같은 청량음료이다. 맛을 느끼지는 못하지만 짜게 먹은 탓이다. 보이지 않는 소금에 청량음료 속 보이지 않는 설탕까지. 고혈압, 당뇨, 심장병 등 젊은 층에서 심지어 어린아이들마저 각종 성인병의 위험에서 자유롭지 못한 것은 숨어 있는 소금과 설탕 때문이다.

소금에 푹 절여 만드는 김치나 젓갈 등 전통식품은 괜찮았는데, 가공식품으로 섭취하는 소금이 더 위험한 것은 왜일까? 소금이라고 다 같은 소금이 아닌 탓이다. 전통적으로 사용하던 소금은 천일염, 즉 바닷물을 햇볕에 말려서 만드는 소금으로 염분 외에도 미네랄을 함유하고 있다. 그러나 가공식품에 쓰이는 정제소금은 나트륨만 남긴 것이다. 천일염 속에는 나트륨과 미네랄 외에도 간수와 바닷물에 포함된 중금속 등 나쁜 성분도 들어 있으므로 이런 것들을 정제해야 한다. 구운소금이나 죽염처럼 가열한 소금이 건강에 좋다고 하는 것은 소금을 가열하는 과정에서 간수와 유해 중금속을 제거한 것이기 때문이다. 간수염화마그네슘는 콩물을 엉기게 해 두부로 만들어주듯 우리의 혈액도 엉기게 한다. 그래서 가열한 소금이나 몇 년 묵혀 간수를 빼낸 천일염이 건강에 더 좋다고 하는 것이다. 문제는 정제된 소금의 출처가 어디인지 모른다는 점이다. 시중에 유통되는 소금 중 상당수는 중국산이다. 국내의 소금 수요는 연간 3천 톤인 데 반해 국내에서 생산되는 소금의 양은 55톤밖에 되지 않는다. 자연히 가공식품에 국산 소금이 사용될 가능성은 줄어든다. 중국산 소금에서는 종종 맹독성 성분이 발견되기도 하고, 전자제품을 만들 때나 쓰레기 소각장에서 나온 폐기물염을 이용해 김치와 단무지 등을 만든 파렴치한 식품업자가 검거된 적도 있을 정도이다.

그러므로 고혈압 같은 성인병을 염려한다면 짜게 먹지 않으려는 노력도 중요하지만 가공식품을 피하는 것과 어떤 소금을 사용할 것인지를 결정하는 것도 중요하다. 가장 좋은 것은 몇 년 묵은 국산 천일염이다. 국산 천일염은 미네랄이 풍부하고 맛이 좋기로 유명하다. 특히 5년 이상 숙성시켜 간수를 제거한 천일염은 맛이 순하고 독특한 풍미를 자랑한다. 실제로 일반 천일염과 간수를 뺀 천일염, 정제염, 구운소금을 사용해 담근 김치를 맛과 향, 조직감, 젖산균 변화, 암세포 성장 저해효과를 비교 연구했더니 모든 면에서 '간수를 뺀 천일염 > 구운소금 > 천일염 > 정제염' 순으로 결과가 나타났다.

알고 먹자, 소금의 종류

- **천일염**: 바닷물을 염전으로 끌어들여 햇볕에 증발시켜 만든 소금이다. 약 80%가 염분, 20%가량이 미네랄이다. 묵을수록 간수가 빠져 맛도 좋고 건강에도 좋다. 최근에는 간수를 뺀 숙성 천일염도 시판되고 있다. 단, 바닷물이나 염전 슬레이트 지붕의 석면 등 중금속이나 불순물에 오염되

기 쉬우므로 깨끗한 곳에서 난 것인지 반드시 확인해야 한다.

- **구운소금**: 천일염을 볶아서 만든다. 1단계로 400~450℃로 2~3시간 동안 구우면 유기물과 비소가 제거된다. 2단계로 550~600℃로 30분~4시간 동안 구우면 비소, 산화물, 카드뮴이 제거된다. 마지막으로 800℃ 이상으로 30분~4시간 이상 구우면 납, 내화성 유기물, 칼슘, 마그네슘 등 산화물이 제거된다. 그런데 이때 단계별로 온도를 잘 조절하지 않으면 유해물질을 제거되지 않고 미네랄만 제거될 수 있다. 한편, 소금을 무쇠 솥 같은 금속용기로 구우면 용기의 금속성분이 소금에 녹아들 수도 있으므로 소금을 어떻게 굽느냐가 중요하다.

- **죽염**: 천일염을 3년 이상 자란 국산 왕대나무에 공기가 들어가지 않도록 꼭꼭 다져 넣고 황토로 입구를 봉한 후 소나무 장작으로 가마에서 1,000~1,300℃로 9번 구워 만든다. 9번째 장작불 위에 송진가루를 뿌려 1,300~1,700℃로 가열하면 천일염이 대나무 속의 유황, 송진, 철 성분 등과 섞이며 알칼리성으로 바뀐다. 짠맛 외에도 특유의 향이 있어 음식보다는 약용으로 많이 사용한다.

- **정제염**: 천일염에서의 간수 성분을 빼고 염화나트륨만 추출한 소금이다. 염화나트륨이 99% 이상으로 불순물이 적어 위생적이지만 미네랄이 전혀 없다는 단점도 있다. 깨끗한 흰색으로 만들려고 표백을 하기도 한다.

- **꽃소금**재제염: 수입 천일염과 국산 천일염을 9:1 또는 8:2로 물에 녹인 후 100~200℃ 이상 끓여서 재결정화한 것으로 염도가 90% 이상이다. 미네랄이 부족한 것도 단점이지만, 원산지를 알 수 없다는 것도 문제이다.

- **맛소금**: 정제염에 MSG를 첨가시킨 화학조미료다. 조금만 넣어도 쉽게 음식의 맛을 내주지만, 현기증과 두통 등 화학조미료의 단점을 고스란히 지니고 있다.

- **폐기물염**: 전자제품을 만들거나 쓰레기 소각장 등에서 나온 물질로 만든 소

> 금이다. 유독성 물질이 포함되어 있어 식용으로는 절대 금지해야 하지만 값이 싸다고 이 소금으로 단무지나 김치를 만드는 경우도 있었다. 육안으로는 보통 소금과 구별이 안 된다.

김장맛 좌우하는 소금, 천일염과 정제염 무엇이 몸에 좋을까?

〈한국경제〉, 2009년 11월 9일자

김장철을 앞두고 중국산 소금과의 전쟁이 시작됐다. 최근 중국산 소금이 값비싼 국내산으로 둔갑되어 유통되자 경찰과 세관이 중국산 소금과의 전쟁을 선포한 것이다. 중국산 소금 불법유통 사범들은 중국산 소금을 국내산 천일염으로 표시된 포대에 바꿔 담는 일명 '포대갈이' 수법을 주로 사용한다고 한다. 국내산 포대가 씌워진 소금은 소비자가 쉽게 국산과 구별하기 어렵기 때문이다. 30㎏ 중국산 소금 1포대는 5~6천 원에 불과하지만 국내산 천일염으로 둔갑될 경우 1만 5천 원까지 판매된다. 국내의 소금 수요는 연간 300만 톤인 데 반해 국내 생산량은 55톤에 불과한 것 또한 중국산 소금의 불법유통이 기승을 부리는 이유 중 하나다.

그런데 최근 김장용 소금으로 천일염이 좋은가 아니면 정제염이 좋은가가 관심의 대상이 되고 있다. 소금은 김장의 성패를 좌우할 정도로 중요한 식재료이기 때문에 어떤 소금을 사용하느냐에 따라 맛과 영양이 달라지기 때문이다. 우리가 가장 많이 접하게 되는 정제염이란, 말 그대로 바닷물을 정제하여 불순물을 제거한 것이다. 염화나트륨 성분이 99% 이상이며 가격이 저렴하고 위생적이라는 장점이 있다. 하지만 정제과정에서 미네랄과 같이 소금의 좋은 성분은 다른 성분과 함께 정제되어 버리므로 영양 면에서는 천일염만 못하다. 천일염은 염전에서 바닷물을 햇볕과 바람에 말려 얻은 소금이다. 자연증발 과정을 거침으로써 갖가지 천연미네랄을 함유하고 있다. 특히 국산 천일염은 세계적으로 우수하다는 평가를 받고 있다. 5년 이상 숙성시켜 간수가 제거된 천일염은 독특한 풍미와 순한맛을 자랑한다. 그러나 천일염은 불순물이 상대적으로 많다는 단점이 있다.

김장의 경우는 어떨까? 부산대 식품영양학과 박건영 교수팀은 최근 다른 종류의 소금을 사용해 김치를 제조하여 품질 및 항암 기능성 증진 효과를 연구한 결과를 발표했다. 박 교수팀은 일반 천일염, 간수를 뺀 천일염, 정제염, 구운소금 등 네 종류의 소금을 사용해 김치를 담가 관능 검사, 조직감 검사, 젖산균 변화, 암세포 성장 저해효과를 비교하는 연구를 실시했다.

연구 결과에 따르면, 젖산균의 변화에서는 간수를 제거한 천일염과 구운소금으로 제조한 김치에서 김치의 맛과 향을 증진시킬 수 있는 젖산균의 성장이 촉진됐고, 시큼한 맛을 내는 유산균의 성장은 억제됐다. 또한 간수를 제거한 천일염과 구운소금으로 제조한 김치(6.7점)가 일반 천일염(5.2점)이나 정제염(5.5점)보다 조직감이 좋은 것으로 나타났다. 박 교수팀은 "특히 정제염 김치는 조직감의 감소가 급격히 일어났는데, 이는 염절임 후 조직감이 상실된 것으로 생각된다"고 밝혔다. 관능 검사에서는 종합평가에서 간수를 뺀 천일염으로 제조한 김치가 가장 높은 기호도

(7.5점)를 나타냈고, 다음은 구운소금으로 제조한 김치(7.0점)로 나타났다. 일반 천일염으로 제조한 김치(5.2점)와 정제염으로 제조한 김치(4.4점)는 낮은 기호도를 나타냈다. 항암효과 실험에서도 간수를 뺀 천일염과 구운소금으로 제조한 김치의 항암 기능성이 증가됐다.

천일염이 좋으냐 정제염이 좋으냐는 업계의 이익 등에 따라 여러 가지 이론이 제기되기는 하지만 현재까지는 천일염이 우수한 것으로 알려져 있다.

생명력을 깎아낸 열량 덩어리, 쌀

밥이 보약이다. 아무런 양념도 하지 않은 빵이나 면은 별다른 맛이 나지 않는 반면, 밥은 꼭꼭 씹을수록 은근한 단맛이 난다. 다당류인 탄수화물이 침 속의 아밀라아제에 의해 분해되기 때문이다. 게다가 쌀은 영양도 풍부하다. 비타민과 미네랄, 섬유질까지 들어 있어 든든한 것은 물론 현대인에게 꼭 필요한 영양소를 고루 갖추고 있다. 특히 철분은 쌀 100g에 현미는 3.6mg, 백미조차 1.2mg을 함유하고 있다. 아기에게 처음 먹이는 이유식으로 쌀을 권장하는 것도 단순히 한국인의 주식이기 때문이 아니라 쌀을 통해 철분을 강화할 수 있기 때문이다. 그런데 필자를 비롯한 의사들과 영양학자들은 흰 쌀밥이 아니라 현미밥이나 잡곡밥을 먹으라고 권한다. 맛 좋은 백미는 죽은 쌀이기 때문이다.

우리가 보통 먹는 백미는 쌀을 10번 깎아낸 10분도미다. 덕분에 겉껍질은 물론 씨눈까지 모두 제거되어 영양분이 거의 남아 있지 않다. 탄수화물을 제외한 몸에 좋은 성분은 다 깎아낸 것이다. 반면 현미는 벼에서 거친 왕겨만 벗겨내 토코페롤을 듬뿍 함유한 씨눈과 섬유질이 풍부한 겉껍질이 고스란히 남아 있다. 씨눈 덕분에 현미는 물에 담그면 싹이 튼다. 심지어 3년간 보관한 후 땅에 심어도 싹이 난다고 한다.

물론 백미에도 장점은 있다. 현미나 잡곡과는 달리 소화가 잘된다. 보리처럼 방귀를 많이 뀌게 하지도 않고, 콩 껍질처럼 변을 통해 고스란히 배설되지도 않는다. 그러나 소화가 잘된다고 꼭 좋은 것만은 아니다. 보리밥을 먹으면 방귀가 많이 나오는 것은 보리에는 쌀의 5배나 되는 섬유질이 들어 있어 소화가 더디기 때문이다. 어떤 음식이든 소화가 덜 된 상태로 대장에 도착하면 발효가스를 많이 만들어내는데 보리가 그렇다. 대신 섬유질 덕분에 노폐물을 빨리 배출시키고 변비를 없앤다. 게다가 보리에는 콜레스테롤을 낮추는 '베타글루이'라는 수용성 식이섬유와 비타민B군, 필수아미노산인 트립토판, 활성산소의 독성을 없애 노화와 암을 예방하는 셀레늄 등 쌀에는 없는 영양성분이 가득하다. 특히 셀레늄은 비타민E와 함께 섭취할 때 진가를 발휘하는데, 보리는 이 둘을 모두 갖고 있다.

율무는 몸속에 정체된 혈액과 수분의 흐름의 원활하게 만들어 신진대사를 되살리며, 근육통과 신경통을 완화하고, 기미와 잡티를 예방하고 거친 피부를 곱게 만드는 것으로 유명하다. 콩은 밥에 콩을 얹기만 하면 반찬이 다소 부실해도 필요한 영양을 섭취하는 데 부족함이 없을 정도로 완전식품에 가깝다. 특히 천연 여성호르몬인 이소플라본과 인삼의 약효 성분과 같은 사포닌은 흥분을 가라앉히는 천연 진정제 역할을 하기도 한다. 불포화지방산인 레시틴과 리놀산은 몸에 쌓인 콜레스테롤을 녹여 배출해 동맥경화, 고혈압, 뇌졸중 예방에 도움이 된다. 사포닌과 콜린이 지방간의 지방을 녹이며, 정자 생성을 촉진하는 라이신과 아르기닌, 글루타민산도 풍부하고, 피부 노화를 방지하는 비타민E와 피부 재생을 위한 단백질도 풍부하다. 팥은 곡류 중 비타민B_1이 가장 많아 피로 회복과 다이어트에 도움이 된다. 이처럼 여러 가지 잡곡을 고루 섞어 먹으면 서로 부족한 영양소를 보완할 수 있다.

정제 가공에 의한 자연식품의 영양손실률

*기준: 100g *단위: 별도 표기 없는 경우 mg

식품	열량(㎉)	단백질(g)	지질(g)	당질(g)	조섬유(g)	회분(g)	칼슘	인	철
현미	354	6.4	2.7	75	3.4	1.3	1	267	3.6
백미	373	8.3	0.6	79.8	0.5	0.6	11	112	1.2
통밀	338	12	2.9	69	2.5	1.8	71	390	3.2
밀가루	330	10	1.4	74.7	0.2	0.4	19	84	0.8
설탕	387	0	0	99.9	0	0	3	0	0.3

식품	나트륨	칼륨	아연	비타민B_1	비타민B_2	비타민B_6	나이아신	엽산(㎍)	비타민E(g)
현미	2	188	2.06	0.34	0.07	0.062	2.4	20	1.7
백미	3	93	1.5	0.22	0.03	0.11	1.8	3.6	0.4
통밀	3	380	2.93	0.34	0.11	0.44	5	49	1.4
밀가루	3	112	0.69	0.23	0.04	0.04	1.1	25.7	0.4
설탕	2	3	0.03	0	0	0.9	0	0	0

최초의 패스트푸드, 밀가루

유난히 밀가루 음식을 좋아하는 사람도 있지만, 라면, 국수, 스파게티, 만두나 수제비 등 분식과 빵은 특별히 싫어하는 사람이 없을 정도로 모두가 좋아하는 음식이다. 입맛 없을 때도 후루룩 가볍게 넘길 수 있고, 찬바람이 불면 따끈한 국물이 생각나기도 한다. 그만큼 밀가루 음식은 가깝고도 익숙하고도 맛있다. 2009년 초 KBS에서 방영된 다큐멘터리 〈누들로드〉는 밀가루를 반죽해 길게 뽑은 면을 최초의 패스트푸드이자 만국 공통의 페이보릿 푸드Favorite Food라고 소개했다. 하지만 현대사회에서는 즐겨 찾는 만큼 종종 타박의 대상이 되기도 한다. 라면이나 빵 등 밀가루 음식을 좋아하면 살이 찐다는 생각 때문이다. 물론 틀린 생각은 아니지만, 사실 현미가 그렇듯 통밀은 영양가가 풍부한 음식이다. 도정해버리는 게 문제다.

쌀은 5분도미, 7분도미, 10분도미 등 종류에 따라 5번, 7번, 10번에 걸쳐 깎아내므로 소비자가 도정 정도를 선택할 수 있지만, 밀은 통째로 갈아 가루로 만든다. 그 후 입자 크기에 따라 자동감별하면 표피는 전부 제거되고 고운 가루만 남는다. 그러는 동안 칼슘, 인, 철은 1/4~1/3로 줄어든다. 섬유질도 거의 사라진다. 영양은 사라지고 열량만 남는 것이다. 통밀과 정제된 밀이 건강에 어떤 영향을 미치는지 단적으로 드러내는 예가 있다. 원래 영국에서는 밀을 제분할 때 70%만 식용인 소맥분으로 만들고 나머지 30%는 가축 사료로 썼다고 한다. 그러다 2차대전으로 식량이 부족해지자 1941년부터 85~90%까지 소맥분으로 쓰도록 했다. 본의 아니게 섬유질이 풍부한 밀가루를 먹은 덕분에 당뇨병으로 인한 사망률이 절반으로 줄었다고 한다. 전쟁으로 인해 설탕이나 지방 섭취와 전체 섭취 열량이 줄어들었다는 것을 고려해도 사망률이 현저하게 줄어든 것이다.

요즘에는 베타카로틴을 강화한 쌀이나 비타민과 미네랄을 보충했다는 영양강화 밀가루도 시판되고 있다. 하지만 더 달고 부드러운 맛을 내기 위해 본래 쌀이나 밀이 갖고 있던 영양성분을 모조리 깎아낸 후 인위적으로 다시 영양성분을 넣어야 할 필요가 있을까?

기름에 대한 오해와 편견, 식용유

필자는 종종 환자들에게 기름진 음식을 줄이거나 피하라고 조언하지만, 안 된다는 것을 알면서도 기름진 음식으로 향하는 그들의 마음까지 모르는 것은 아니다. 맛있는 음식을 먹으면 기분이 좋아진다. 마음이 즐거울수록 뇌에서도 엔도르핀이나 모르핀이 분비되어서 건강에도 좋지만, 먹고 싶은 걸 참느라 스트레스가 쌓이면 그 자체로 노화나 성인병의 원인이 될 수 있다. 어느 쪽이나 문제를 가지고 있는 셈이다. 그렇다고 기름진 음식으로 향하는 이들의 손과 입을 수수방관할 수만은 없다.

사실 지방이 나쁘기만 한 것은 아니다. 지방은 우리 몸의 모든 세포막을 구성하는 주요 성분이며, 호르몬과 여러 가지 생리물질의 기본 원료가 된다. 신경계의 많은 부분을 조성하며, 신경계 전달체계의 핵심 역할을 한다. 지방이 제 역할을 다하지 못하면 몸이 굳어가는 다발성 경화증 같은 질환이 생길 수 있다. 또한 심장이 부풀고, 면역체계가 파괴되며, 생식능력이 약해진다. 비타민A, D, E, K 같은 지용성 비타민도 흡수할 수 없다.

문제는 포화지방산과 산화된 불포화지방산이다. 탄수화물은 포도당, 단백질은 아미노산으로 구성되듯 지방질은 지방산으로 구성된다. 지방산은 포화지방산과 불포화지방산으로 나뉘는데, 흔히 동물성 지방을 포화지방산, 식물성 지방을 불포화지방산으로 알고 있다. 정확하게 설명하자면 탄소의 이중결합이 있으면 불포화지방산, 없으면 포화지방산이다. 돼지기름과 생선기름은 모두 동물성이지만, 돼지고기나 쇠고기의 지방은 상온에서는 하얗게 굳은 기름 덩어리였다가 가열해야 녹지만, 고등어나 연어처럼 기름진 생선에서는 하얀 지방 덩어리를 볼 수 없다. 지방산의 종류가 다르기 때문이다. 상온에서도 굳지 않고 액체 상태로 존재하는 불포화지방산이 건강에는 더 좋다. 몸에 나쁜 저밀도콜레스테롤LDL을 낮추는 역할을 하기 때문이다.

여기에서 지방에 대한 중대한 오해가 발생한다. 불포화지방산은 건강에 유익하므로 불포화지방산으로 조리한 음식, 즉 식물성 기름으로 조리한 것이라면 열량이 높다는 것을 제외하면 건강에 크게 해가 될 것이 없다는 생각이다. 이는 크나큰 오산이다. 그 이유는 프렌치프라이나 스낵 같은 튀김류는 동물성 지방보다 더하면 더했지 결코 안전하지 않다. 가장 흔히 사용하는 콩기름을 생각해보자. 불포화지방산은 시간이 지나면 산화한다. 이를 과산화지질이라고 하는데, 이 물질은 동맥경화, 심장병, 간장병, 신장병, 암 등 수많은 질병과 노화의 원인이다. 특히 과산화지질이 단백질과 결합할 때 만들어지는 노화물질인 리포푸스친이 뇌세포에 쌓이면 기억력과 판단력이 떨어진다. 다행히 원래 콩에는 비타민E, 레시틴, 셀레늄 등 불포화지방산이 산화되는 것을 막을 만한 성분들이 많다. 그러나 기름을 짜낸 후 불순물을 거르기 위해 정제하는 과정에서 이런 성분들도 함께 걸러진다는 것이 문제다. 천연 항산화물질이 모두 사라지는 것이다. 대신 합성 산화방지제인 BHA, BHT(감자칩에서 문제를 일으켰던 바로 그 물질이다) 등을 첨가하는데, 이마저도 첫 번째 튀김 과정에서 사라진다. 기름을 여러 번 재사용하면 할수록 그 기름으로 튀겨낸 음식에는 과산화지질이 풍부해진다. 그러므로 '식물성 기름 사용'은 결코 '안전한 식품'과 동의어가 될 수 없다.

그러므로 기름진 음식, 특히 튀김은 가능한 피하는 것이 좋다. 가정에서 조리할 때도 조리 시 기름을 최대한 줄여야 한다. 가장 좋은 방법은 좋은 프라이팬과 올리브유나 포도씨유를 쓰는 것이다. 좀처럼 눌어붙지 않는 프라이팬이라면 달걀프라이 정도는 기름 없이 해도 되거나, 약간의 올리브유나 포도씨유면 충분하다. 튀김 요리는 튀겨내자마자 뜨거운 물을 부으면 기름은 줄이고 바삭함은 유지할 수 있다.

하지만 어쩌다 보니 먹게 됐다고 해도 너무 자책할 필요는 없다. 매듭은 풀리게 마련이다. 묶을 수 있다면 풀 수 있는 방법도 있기 때문이다. 지방도 마찬가지이다. 지나친 지방은 건강에 해롭지만, 지방의 해악에서 벗어날 수 있는 방법도 있다. 운동으로 적당한 근육을 유지하는 것이다. 유산소운동을 할 때 근육에서 지방이 연소되면서 탄산가스와 물로 변하기 때문이다.

필수지방산

불포화지방산은 다시 단일불포화지방산과 복합불포화지방산으로 나뉜다. 탄소의 이중결합이 여러 개 이어진 것이 복합불포화지방산인데, 흔히 건강에 좋다고 하는 오메가-3 지방산이나 생명활동에 꼭 필요한 필수지방산이 복합불포화지방산이다. 필수지방산은 우리 몸이 스스로 만들어내지 못해 반드시 음식을 통해 섭취해야 한다. 필수지방산이 부족하면 여러 가지 질병을 앓을 확률이 높아지는데, 특히 정신분열증을 앓는 사람들의 세포막을 검사해보면 여러 가지 필수지방산의 수치가 낮게 나온다는 연구 결과도 있다. 필수지방산 중 가장 대표적인 것이 아라키돈산과 복합리놀레산이다. 아라키돈산은 정맥주사를 통해 영양을 공급받는 환자들도 반드시 섭취해야 하는 성분으로 달맞이꽃유, 우유, 간 등에 들어 있다. 복합리놀레산은 소의 첫 번째 위인 혹위에 사는 세균이 만들어내는 물질로, 유방암을 비롯한 여러 암의 발병을 억제하는 효과가 있다. 우유나 요구르트, 치즈 등 유제품과 소처럼 위에서 음식을 발효시키는 가축의 고기를 통해 섭취할 수 있다.

건강식품으로 주목받는 오메가-3 지방산은 특히 심장질환에 좋다고 알려져 있다. 이미 150년 전부터 그린란드에 사는 에스키모들은 상처가 나면 피가 멎지 않아 오랫동안 피를 흘린다고 알려졌다. 리놀레산 등 오메가-3 지방산이 풍부한 물고기를 주식으로 하기 때문이다. 오메가-3 지방산은 심장의 전기적 활동을 안정시키는 한편 심장의 저항력을 높이고, 혈중 콜레스테롤 농도를 낮춰 혈전이 생기는 것을 막는다. 덕분에 좀처럼 혈액이 굳지 않기 때문에 혈액순환 장애와 관상동맥질환 예방에 도움이 된다. 그밖에도 뼈, 신경계에도 좋은 작용을 하며 항암효과도 높다.

좋은 기름 열전

- **참기름**: 참깨에는 천연 항산화제인 세사몰sesamol이 있어 산화를 방지할 뿐 아니라 간을 도와 해독작용을 하고 심장, 혈관도 깨끗하게 해준다. 또 변비에도 도움이 된다. 참기름은 빛에 산화되므로 갈색 병에 보관하고 주둥이는 작은 것이 좋다.

- **들기름**: 들기름 속에는 뇌와 신경, 망막을 구성하는 DHA와 EPA의 원료인 알파리놀렌산오메가-3 지방산의 일종이 풍부하다. 김치를 볶거나 나물을 무칠 때, 또는 김을 재울 때 사용하면 맛이 좋으며, 생선 매운탕 등의 비린내와 누린내를 제거하는 데도 효과적이다.

- **현미유**: 토코페롤과 토코트리에놀, 오리자놀 성분은 강력한 항산화제 역할을 하므로 일반 식용유에 비해 쉽게 산화되지 않는다. 덕분에 1번 사용한 기름을 보관했다가 3번 정도 더 사용할 수 있다. 맛도 훨씬 고소하다.

- **올리브유**: 올레인산불포화지방산의 일종을 다량 함유하고 있어 혈중 콜레스테롤 농도를 낮추고 당뇨와 노화 방지에도 도움이 된다.

- **포도씨유**: 리놀렌산이 풍부해 혈중 콜레스테롤을 낮추므로 고혈압이나 심장병에 좋다.

- **기타**: 아보카도에는 올레인산을 비롯한 단일불포화지방산이, 등푸른생선에는 리놀레산과 리놀렌산 등 복합불포화지방산이 풍부하다. 동물성 식품 중에서는 놀랍게도 돼지갈비를 좋은 지방으로 꼽을 만하다. 돼지갈비에 들어 있는 지방산의 50%가량이 단일불포화지방, 그것도 올리브유에 풍부하다는 올레인산이다. 12% 정도는 복합불포화지방으로 오메가-3 지방산에 속하는 리놀레산이 대부분이다.

무서운 중금속과 환경호르몬

> **들어가기 전에**

가공과정을 거치지 않았다 해도 첨가물의 공포에서 완전히 벗어나긴 힘들다. 자연에서 갓 수확한 것조차 재배 및 수확 과정에서 성장촉진제나 살충제, 살균제, 항생제 등 농약을 사용하기 때문. 무서운 것은 농약 같은 중금속과 환경호르몬은 먹이사슬의 위 단계로 올라갈수록 그 농도가 농축된다는 점이다. 농약을 친 곡물 사료를 먹은 육류에는 곡물에 들어 있는 것보다 훨씬 많은 양의 환경호르몬이 농축된다. 자라는 동안 섭취한 그 많은 곡물에 들어 있던 환경호르몬이 배출되지 않고 고스란히 몸에 쌓인 데다 성장촉진제, 항생제, 항균제 등 동물 사육에 동원되는 약이나 사료 또한 중금속과 환경호르몬이기 때문이다. 곡류 속의 중금속과 환경호르몬이 육류의 몸에 고스란히 쌓인다면, 곡류도 먹고 육류도 먹는 사람의 몸에는 어떨까?

최고의 해독식품 50선

1. 마늘   암 예방
2. 콜리플라워   위암 예방
3. 시금치   폐암 예방
4. 양송이버섯   간암 예방
5. 생강   대장암 예방
6. 검정콩   유방암 예방
7. 당근   식도암 예방
8. 미역   자궁암 예방
9. 토마토   전립선암 예방
10. 늙은호박   피부암 예방
11. 녹차   혈액암 예방
12. 우유   위염 예방
13. 고구마   고혈압 예방
14. 무   당뇨병 예방
15. 꽁치   동맥경화 예방
16. 우엉   변비 예방
17. 파래   빈혈 예방
18. 홍합   알코올성 간염 예방
19. 느타리버섯   비만 예방
20. 풋고추   감기 예방
21. 애호박   위궤양 예방
22. 대합   신부전증 예방
23. 강낭콩   고지혈증 예방
24. 미나리   통풍 예방
25. 고등어   심장병 예방
26. 뱅어포   골다공증 예방
27. 호두   심근경색 예방
28. 청국장   당뇨병 예방
29. 우무(곤약)   비만 예방
30. 달걀   뇌세포 활성화
31. 더덕   정력 증강
32. 피망   좋은 피부
33. 김   시력 보호
34. 달래   춘곤증 퇴치
35. 산딸기   원기 왕성
36. 수삼   더위 극복
37. 대추   불면증 치료
38. 수박   부종 가라앉히기
39. 복숭아   피부 윤택
40. 생강   소화 촉진
41. 오미자   기침 진정
42. 들깨   여성 보양
43. 숙주나물   카드뮴 해독
44. 사과   납 해독
45. 요구르트   알루미늄 해독
46. 마늘   수은 해독
47. 양파   니코틴 해독
48. 부추   활성산소 해독
49. 마   대장균 해독
50. 귤   스트레스 해독

1

재배/사육 환경의 함정

○ 완전식품이라는 신화는 허명, 우유와 달걀

흔히 말하는 것과 달리 우유와 달걀은 완전식품이 아닙니다. 성장에 꼭 필요한 단백질과 미네랄을 비롯한 각종 영양소부터 유산균까지, 영양성분 면에서만 본다면 식이섬유가 부족하긴 하지만 우유와 달걀은 완벽하다 할 수 있다. 그러나 소와 닭을 사육하는 과정에서 얻게 되는 첨가물과 위생 문제 등을 생각한다면 과연 우유와 달걀을 권해야 할지 회의가 들지 않을 수 없다. 양날의 칼인 셈이다.

소, 그리고 닭을 자연에서 방목한다면 우유와 달걀은 이상적인 완전식품일 수 있다. 그러나 젖소가 살고 있는 축사의 환경을, 닭이 살아가는 양계장의 모습을 생각해보자. 축사나 양계장은 대표적인 혐오시설 중 하나다. 농촌 지역의 경우 집 근처에 이런 시설이 있으면 같은 평수의 아파트라 해도 집값이 다른 곳보다 떨어질 정도이다. 악취와 축산폐수, 여름철이면 들끓는 모기와 파리까지 더해져 살기 좋은 환경이 아니라는 거다. 단지 축사 근처에 사는 사람도 이럴진대, 정작 그 안에서 살아가는 소와 닭은 어떨까? 투자 대비 최대 이윤을 추구하는 자본주의의 원칙은 최대 효율을 추구하는 것이다. 이를 위해 한정된 공간에서 더 많은 젖을 짜내기 위해, 더 많은 고기를 얻기 위해, 더 많은 달걀을 얻기 위해 축사는 소와 돼지와 닭으로 가득 찬다. 입추의 여지가 없다는 말이 무엇인지 보여주기라도 하려는 듯 정말 동물들로 빽빽하게 들어찬다.

게다가 양계장의 경우, 닭이 더 많은 알을 낳을 수 있도록 24시간 불까지 켜둔다. 사람으로 치자면 잠을 안 재우는 셈이다. 이 자체가 그들에게는 스트레스가 된다. 좁은 공간에 너무 많은 사람들이 모이면 공기가 나빠지는 등 불쾌함을 겪듯 동물도 마찬가지이다. 대소변으로 축사가 쉽게 더러워지는 것도 스트레스지만, 더 큰 문제는 종족 번식을 위해 서로 몸에서 독을 발산한다는 점이다. 어떤 생물이든 한정된 공간에 지나치게 많은 개체가 모이면 살아남아 자손을 퍼뜨리려는 생존 본능으로 독소를 만들어낸다. 독버섯 같은 일종의 천연 독으로, 젖소든 육우든, 돼지든 닭이든 자연적으로 몸 안에 독을 품는다. 이렇게 서로가 독을 내뿜으면 몸이 약한 개체부터 병에 쉽게 걸리다가 결국 죽게 마련이다. 자연스럽게 개체 수의 밀도가 낮아지면서 살기에 적절한 환경이 유지되는 것이다.

하지만 이런 자연적인 종족 본능 현상은 수익 추구를 위한 대량 사육의 목적에 위배된다. 그래서 전염병을 막기 위해 동물들에게 항생제를 기본으로 주사한다. 바닥에는 농약을 뿌려 키웠을 건초더미를 깔아주고, 방부제와 성장촉진제, 신경안정제, 항생제, 항균제를 첨가한 배합사료를 먹인다. 사실 사료에 정확히 어떤 재료가 들어가는지 알기는 어렵다. 다만 단백질을 기본으로 앞서 언급한 여러 가지 약품에 향료와 색소 등 다양한 첨가물을 넣는다는 것을 알 뿐이다.

단백질은 어분이나 대두박을 사용하는데, 어분은 사람이 안 먹는 잡어나 먹고 남은 찌꺼기를 가공한 것으로 그 자체가 오염된 경우가 많아서 가공과정에서 상하지 않도록 방부제를 많이 사용한다. 대두박은 식용유를 짜고 남은 콩의 찌꺼기로 대부분 유전자조작 콩을 사용한다. 콩을 키우는 과정에선 농약과 합성비료를 사용했을 것이다. 닭의 사료의 경우, 여기에 산란촉진제와 노른자의 색을 더 진하게 만들어주는 난황착색제^{합성 카로티노이드}가 추가된다. 소나 닭이 원래 살던 환경, 원래 먹던 먹이와는 판이하게 다른 것들이 제공되는 것이다.

물론 이 모든 것은 모두 안전을 보장한 허용치 기준을 준수할 것이다. 그러나 아무리 미량이라 해도, 독성이 거의 없는 수준이라 해도 매일 먹다 보면 몸에 쌓일 수밖에 없다. 중요한 것은, 독성물질은 근육보다는 젖이나 알에 훨씬 더 많이 농축된다는 점이다. 게다가 젖소는 임신 중이나 출산 후에도 젖을 짜야 한다. 정작 어린 송아지에게는 젖을 물리지도 못하고 기계적으로 젖을 생산해야 하는 것이다. 사람은 스트레스를 받으면 노르아드레날린이 분비되는데, 이 물질은 뱀독에 비견될 정도로 독성이 강하다. 스트레스가 만병의 근원이라고 하는 것도 바로 이 물질의 독성 탓이다. 그래서 산모가 스트레스를 받으면 젖이 마른다. 모유를 통해 독성물질인 노르아드레날린이 전해질 가능성을 근본적으로 차단하는 것이다. 하지만 젖소의 스트레스는 우유에 고스란히 녹아나온다. 한편 닭은 달걀을 낳을 때 알을 뺏길 수 있다는 위험을 감지하면 본능적으로 알 속에 독을 분비한다고 한다. 물론 이 같은 생물독은 익히거나 다른 식품과 함께 조리하는 과정에서 어느 정도 중화되기도 한다. 그러나 사육과정에서 얻은 수많은 첨가물은 중금속과 환경호르몬으로 고스란히 쌓인다. 여기에 생물독의 위험까지 보태진다는 걸 염두에 둔다면 우유와 달걀을 안전한 식품이라 부르기 어려워진다.

우유의 문제는 우유 하나에서만 끝나지 않는다. 요구르트나 치즈, 분유 등 수많은 식품이 우유에서 파생된다. 결국 그런 제품들 또한 몽땅 우유와 같은 문제를 지닐 수밖에 없다. 달걀프라이나 찜, 빵처럼 조리과정에서 달걀을 사용하는 음식 역시 마찬가지이다.

그렇다고 안 먹고 살 수는 없는 일. 그렇다면 메뉴를 바꾸는 지혜를 발휘해보자. 중금속이나 환경호르몬 배출에 뛰어난 것은 해조류와 클로렐라, 버섯 등 식이섬유와 미네랄이 풍부한 식품이다. 우유와 달걀을 먹을 때 이런 식품과 함께 먹는 것이 좋다. 달걀프라이가 아니라 버섯오믈렛을, 빵은 클로렐라를 넣은 빵으로 바꾸고 우유를 마실 땐 해조류 샐러드를 곁들이는 것이다.

비인간적으로 사육된 육류의 복수

육류도 마찬가지이다. 식탁에 오르기까지 우유나 달걀이 거치는 경로와 육류가 거치는 경로는 크게 다르지 않다. 다만 그 목적이 우유와 달걀을 위한 사육이냐 고기를 위한 비육이냐에 있을 뿐, 젖소를 키우는 환경과 육우를 키우는 환경이 산란용 닭과 고기로 먹기 위한 닭을 키우는 환경과 다르진 않다.

축사가 비좁은 것은 한정된 공간 안에서 최대한 많은 동물을 키우기 위해서, 소나 닭, 돼지가 운동을 하지 못하도록 하기 위해서이다. 원래 닭은 발로 흙을 헤쳐 숨어 있는 벌레를 잡아먹기도 하고 모래 장난을 하거나 양지바른 곳을 찾아가 졸기도 한다. 묶어두거나 가둬두지 않는다면 소나 돼지도 마찬가지이다. 적당한 운동으로 근육과 몸을 지탱하는 다리의 힘을 키우며 성장한다. 그러나 고기를 얻기 위해 비육하는 동물은 근육이 많아 봐야 고기가 질겨질 뿐이다. 그래서 운동을 하지 못하도록 하는 것이다. 그 결과, 근육이 자라지 못해 부실해진 다리가 체중을 지탱하지 못해 관절염이나 골절이 생기기 쉽다. 그로 인한 상처를 치유하고 감염을 막기 위해 항생제 같은 약을 사료에 섞고 주사할 수밖에 없다.

사람과 마찬가지로 동물의 건강을 좌우하는 것도 운동과 무엇을 먹느냐이다. 원래 소는 풀을 뜯는 초식동물이다. 그러나 더 맛 좋고 부드러운 고기를 만들기 위해, 즉 붉은 고기 사이에 눈을 흩뿌린 듯 켜켜이 지방이 박힌 마블링을 만들기 위해 곡물을 먹이기도 한다. 풀이나 곡물이나 우리 눈엔 같은 식물성이니 상관없을 것 같지만, 소에게는 큰 차이가 있다. 사실 부드러운 육질을 담보하는 마블링은 소의 입장에서는 소화불량의 결과로 인한 비만이다. 풀을 뜯어먹도록 진화된 소의 위가 곡물을 견디지 못하고 위장병을 앓는다. 이것이 항생제가 필요한 또 다른 이유이다. '엉뚱한 먹이-비좁은 환경-약물 남용'의 악순환이 계속되는 것이다. 빨리 자라게 하기 위해 동물의 뼈와 부산물을 갈아 먹이기도 하는데, 이는 더욱 끔찍한 결과를 초래한다. 그 결과 변형된 단백질인 프리온PRION, proteinaceous infectionus particles, 단백질 감염인자이 생기면서 뇌에 구멍이 뚫리는 광우병해면상뇌증이 발생하고, 그런 고기를 먹은 사람에게도 인간광우병크로이츠펠트-야콥병이 발생할 수 있다. 2009년, 보도를 통해 잘 알려진 것처럼 광우병에 걸린 소는 일명 '다우너 소', 즉 제대로 서 있지 못하고 주저앉는 증상을 보인다. 뇌가 제 기능을 못하니 몸의 기능도 상실되는 것이다. 사람도 마찬가지이다. 뇌의 신경세포가 죽어가면서 급격한 치매 증상을 보이다 사망하고 마는 무서운 병이다.

돼지들의 경우도 다르지 않다. 대형 축사의 돼지들은 종종 꼬리가 없는 경우가 있다. 좁고 어두운 축사 안에서 살다 보면 돼지들이 스트레스를 받아 다른 돼지의 꼬리를 씹어 먹는다고 한다. 더 기가 막힌 것은 그럼에도 불구하고 저항도 하지 않고 자기 꼬리가 잘려나갈 때까지 방치한다는 것. 이미 생의 의욕을 잃고 무력해진 탓이다. 그러다 종종 꼬리의 상처가 병균에 감염돼 죽기도 한다고 한다. 이로 인해 항생제 투여량은 더욱 늘어난다. 이를 막기 위해 미리 밑동만 남기고 꼬리를 자르기도 한다. 남아 있는 밑동 부위에는 감각이 살아 있으므로 아무리 무기력한 돼지라도 밑동을 씹으면 상대 돼지에게 저항한다고 한다.

광우병의 위험을 감수하고, 비육 과정의 비인간적인 행동을 묵인할 만큼 고기는 맛이 있다. 물론 건강에도 언제나 나쁘기만 한 것은 아니다. 사실, 요즘 아이들의 체격이 부모세대와는 달리 훨씬 큰 것은 육류를 통해 단백질을 충분히 섭취한 것과 무관하지 않다. 우리 몸에서 물을 제거하면 90% 이상이 단백질이다. 단백질은 소화되면 아미노산으로 분해되는데, 몇몇 필수아미노산은 체내에서 합성할 수 없어 반드시 음식으로 섭취해야 한다. 콩이나 생선에도 양질의 단백질이 들어 있지만 모든 필수아미노산을 고루 갖춘 것은 육류뿐이다. 그래서 육류는 성장과 노화 예방에 도움이 된다.

그러나 요즘 아이들이 부모세대보다 일찍 사춘기와 2차성징을 겪는 것도 육류의 영향이 크다. 빨리 살찌우기 위해 사용한 성장촉진제의 호르몬 성분이 그 고기를 먹은 사람, 특히 어린이에게도 영향을 미친 탓이다. 키가 훨씬 커버리는 것은 좋지만 문제는 성조숙증도 함께 나타난다는 점이다. 남미의 푸에르토리코에서는 미국 플로리다산 닭고기를 먹은 후 생후 7개월 된 아기의 유방이 부풀어 오르고, 20개월 만에 음모가 나거나 3~6세에 월경을 하는 등 비정상적인 조숙 현상을 보이는 어린이가 2천 명이나 발생한 충격적인 사건도 있었다. 이런 아이들의 경우 어느 정도 크면 성장이 멈춰 정작 어른이 됐을 때는 평균보다 심하게 작은 난쟁이 같은 모습으로 살아야 하는지도 모른다. 더 빨리 키우기 위해 동물에게 준 환경호르몬이 사람에게는 너무 심하게 일찍 자라고 그 후 더는 자라지 않게 하는 부작용을 낳는 것이다.

소화배출 과정이 오래 걸린다는 것도 육류의 단점이다. 소화과정이 길고 더디 유해물질과 대장이 접촉하는 시간도 길어지고, 단백질이 에너지원으로 바뀔 때는 암모니아도 발생한다. 암모니아는 간에서 요소로 바뀐 후 신장을 통해 소변으로 배출되는데, 단백질을 많이 먹으면 간과 신장의 부담이 커진다. 육류를 많이 먹을수록 암 발생률이 높아지는 것은 이런 육류의 소화과정과 무관하지 않다.

    전통적으로 고기를 먹는 방법엔 늘 채소가 곁들여진다. 쌈을 싸먹거나, 유해물질과 지방이 빠지도록 여러 가지 채소나 약재와 함께 삶은 후 보쌈김치를 곁들여 먹는다. 이는 양식도 마찬가지여서 스테이크나 커틀릿 등을 먹기 전에는 채소와 과일을 주재료로 한 샐러드가 전채로 나온다. 식이섬유가 많은 채소, 과일과 함께 먹으면 장에서 머무는 기간도 짧아져서 육류의 단점을 최대한 줄일 수 있기 때문이다.

바다에서 온 첨가물, 냉동해산물

해산물은 여러 가지 면에서 건강식품 이미지가 강하다. 그러나 양식이라면 육류와 같은 문제를 염려하지 않을 수 없다. 냉동 유통되는 수입 해산물은 대부분은 양식이라고 봐도 무방하다. 특히 새우나 게살 등 패류나 연어, 메로 같은 고급 해물 대부분은 미국이나 동남아시아의 대규모 양식장에서 키운 것이다. 양식장도 축사와 마찬가지로 빽빽하기 그지없다. 물 반, 고기 반일 정도로 밀집 양식을 하기 때문에 물고기에게도 전염병이 생길 가능성이 높으므로 항생제를 사용하지 않을 수 없다. 먹이 또한 동물 사료와 마찬가지로 안정제와 방부제, 항생제 등이 첨가된 사료를 사용한다. 수입 해산물의 경우 유통과정도 문제이다. 해산물의 맛을 좌우하는 것은 신선도, 몇 달에 걸친 유통과정을 무사히 버티기 위해 잡자마자 냉동시키는데, 냉동 전 손질과정이 문제다. 상하지 않도록 방부제를 사용하는 것은 물론 신선도와 탄력을 유지하도록 수분증발억제제도 사용하는 것. 해산물은 보통 해동 후 바로 요리할 수 있는 형태로 가공된다는 점을 생각하면 해산물에 축적된 환경호르몬 외에도 냉동과정에서 사용한 방부제나 수분증발억제제 등도 고스란히 먹는 사람의 입으로 들어가는 셈이다.

이를 방지하려면 다양하게 먹는 수밖에 없다. 자연산이든 냉동이든 해산물을 먹을 때는 한 가지만 먹지 말고 여러 가지 해산물과 해조류를 같이 곁들여서 먹는 게 영양 면에서도, 해독 면에서도 도움이 된다. 과메기를 다시마쌈이나 배추쌈과 함께 먹는다거나, 해물탕을 끓일 때 다양한 해물과 함께 미나리 같은 채소를 넣는 것처럼 말이다.

방치한 노후 수도관이 문제, 수돗물

수돗물의 중금속 논란은 오래된 이야기이다. 수돗물은 본래 식수로 사용하기 위한 것이므로 아주 철저히 관리되고 있어서 박테리아나 바이러스, 곰팡이균이 있을 수 없다. 하지만 그럼에도 수돗물을 그냥 먹는 집은 드물다. 현실적으로 수돗물은 생활용수이지 식수는 아닌 것이다.

수돗물을 기피하는 가장 큰 이유는 소독약 냄새 탓이다. 정수과정에 꼭 필요한 염소 탓인데, 냄새도 냄새려니와 염소가 물속의 유기물질과 결합하면 발암물질인 트리할로메탄THM을 만들어낸다. 또 다른 문제는 정수장에서 각 가정으로 연결하는 수도관과 물탱크의 위생 상태다. 가정의 수도꼭지까지 연결된 관이나 중간에 머무는 물탱크가 깨끗하지 않다면 아무리 깨끗하게 수돗물을 정수처리했다 해도 믿고 마실 만한 물이 되지는 못한다. 서울시의 경우 노후 수도관을 거의 교체하긴 했지만, 건물 내부의 수도관까지 자치단체가 관리하기는 힘들다. 아파트 같은 경우 물탱크에 모인 물이 각 가정으로 공급된다. 가정용 정수기조차 두어 달에 한 번씩 청소를 하는 등 관리를 하는데 물이 대량으로 고이는 물탱크도 관리를 하지 않으면 안쪽 벽에 미끌미끌한 세균 덩어리 막이 생길 수밖에 없다. 이를 청소하는 과정에서 사용하는 세제나 부식 방지를 위한 코팅제 등에서 중금속에 오염될 가능성이 있다. 또한 노후된 수도관 때문에 수돗물에 녹물이 섞일 수도 있고, 벌어진 수도관 틈새로 세균에 오염될 수도 있다. 다행히 서울시의 경우, 2015년까지 노후된 옥내 급수관 개량을 위한 공사비를 지원한다.

몇 가지만 주의하면 수돗물은 안심하고 마셔도 좋다. 각 자치단체가 수돗물을 더욱 엄격하게 관리하고 있어 과거보다 훨씬 위생적이고 안전해졌기 때문이다. 서울시만 해도 '아리수'라는 브랜드를 앞세워 광고를 하고, 집집마다 방문해서 수돗물의 염소 농도와 수도관의 오염 정도까지 확인해주고 있다. 또한 실시간으로 거주 지역 수돗물의 수질탁도와 잔류 염소 농도 등을 확인할 수 있는 시스템Seoul Water-Now 수질자료 공개시스템, http://arisu.seoul.go.kr도 갖추고 있으니

각 가정에 들어오는 수돗물의 수질이 염려된다면, 서울시에 살고 있다면 이를 활용하는 것도 좋겠다.

수돗물의 가장 큰 장애물인 염소 냄새를 없애려면 전날 저녁에 미리 마실 물을 받아두는 것이 좋다. 밤사이 나쁜 냄새가 날아갈 수 있도록 항아리처럼 입구가 넓은 그릇에 받아두고 뚜껑은 덮지 않는다. 대신 먼지가 들어가지 않도록 천 등으로 가려야 한다. 이때 숯을 조금 넣으면 불순물을 제거하는 숯 덕분에 소독약 냄새는 나지 않고 물맛은 더 좋아진다. 숯의 미네랄 성분이 녹아 물이 알칼리성으로 바뀌니 일석이조라고 할 수 있다. 수돗물을 끓여 먹는 경우라면 물이 끓기 시작한 후 바로 불을 끄지 말고, 뚜껑을 연 채로 약 5분 정도 더 끓이면 염소를 확실히 제거할 수 있다. 이때도 역시 숯을 넣고 끓이면 물맛이 좋아진다. 한 번 쓴 숯은 버리지 말고 말린 후 다시 쓰면 된다. 보리차나 결명자차, 옥수수차를 넣고 끓이면 중금속이나 화학물질이 75~90%가량 감소된다.

마실 물이든 목욕용이든 아침에 처음 물을 틀었을 때 나오는 물은 3분가량은 그냥 흘려버리는 것이 좋다. 목욕이나 세안용으로도 쓰지 않는 것이 좋다. 파이프의 나쁜 성분이 밤새 고여 있다가 아침에 나올 수 있기 때문이다. 수돗물로 15분간 샤워했을 때 몸속에 들어오는 염소의 양은 수돗물 1l를 마셨을 때의 600배에 이른다는 조사 결과가 있다. 피부가 우리 몸에서 가장 넓은 기관인 탓에 피부로 흡수하는 유해물질의 양도 결코 만만치 않은 것이다. 파이프의 납 성분은 온수에 더 쉽게 녹으므로 온수는 식수나 소독용으로 쓰지 않는다. 그냥 흘려버리기 아깝다면 설거지나 빨래에 쓰면 된다. 가끔 수돗물을 틀면 투명한 물이 아니라 하얀 물이 나오는 경우가 있다. 이는 걱정하지 않아도 된다. 오해하는 것처럼 약품처리한 탓이 아니라 산소 탓이기 때문이다. 물을 받아놓고 시간이 지나면 곧 투명해지는 것이 그 증거이다.

* 옥내 급수관 개량 관련 문의: 서울시 다산콜센터(국번 없이 120번)

■ 상수원에서 우리 집까지 수돗물의 여정

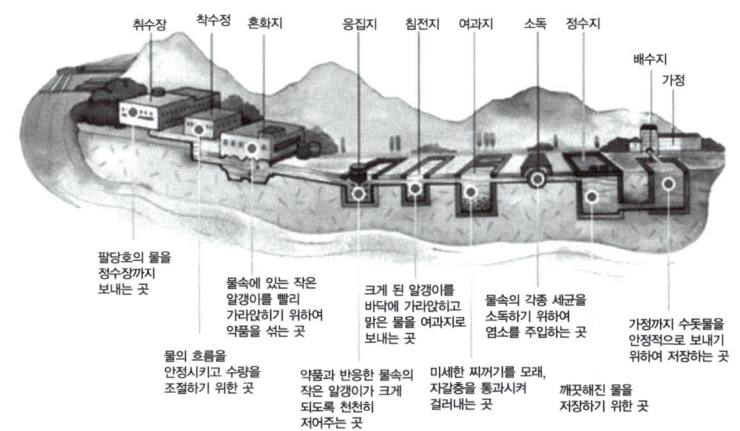

※ 출처: 서울특별시 상수도사업본부

알고 마시면 더 좋은 물

1. **정수기물**: 정수기 물은 맑게 거른 물이라는 생각에 무작정 안심하기 쉽지만 세균 증식을 억제하는 염소 성분까지 걸러냈으므로 하루 이상 지나면 세균이 번식하기 쉽다. 따라서 하루 이상 집을 비운 경우에는 반드시 정수기의 물을 버리고 다시 정수해서 마시는 것이 좋다. 필터 교환시기를 잘 지키지 않으면 오히려 더 몸에 해로울 수 있다.

○ **2. 생수**: 생수는 통 마개를 개봉한 후 사나흘쯤 지나면 공기 중 세균이 물속으로 들어가 증식하기 쉬우므로 식구가 많지 않은 가정이나 직원이 많지 않은 사무실에서는 작은 생수통을 구입하는 것이 보다 위생적이다. 평소 들고 다니는 휴대용 생수는 개봉하기 전에도 뚜껑 사이로 물이 새거나 세균이 들어갈 수 있으므로 일단 개봉한 것은 가능한 빨리 마시도록 한다.

○ **3. 약수**: 합격 판정을 받은 약수나 지하수도 원수原水가 대장균 등에 오염되기 쉽다. 우리나라는 6.25전쟁을 겪었기 때문에 산속의 약수나 우물물이라도 전쟁 중에 사용된 포탄이나 총알, 탄피 등으로 인해 중금속이 물속으로 녹아들어 중금속 중독을 서서히 일으킬 수 있으므로 되도록 마시지 않는 것이 좋다.

농약의 힘으로 키운 과일

사실 요즘은 과일이고 채소고 땅의 힘이 아니라 약의 힘으로 키운다고 해도 과언이 아니다. 앞서 설명했듯 지력이 점점 약해지고 있기 때문이다. 그래서 과일 하나를 키우기까지 많게는 20회 이상의 농약을 뿌린다. 병충해를 막기 위해 살충제와 살균제, 껍질을 얇게 하고 색을 보기 좋게 하기 위한 식물성장조절제, 열매를 많이 맺게 하는 착과촉진제, 열매를 빨리 맺게 하는 성장촉진제, 열매가 떨어지지 않게 하는 낙과방지제, 열매가 커지게 하는 비대촉진제, 낙엽을 떨어뜨리는 적엽제, 열매가 썩지 않게 하는 부패방지제, 해충이 생기는 것을 막는 저곡용 살충제, 수확한 과일이 썩지 않게 하는 과실방부제 등 약의 종류도 가지각색이다. 단순히 사용하는 약의 개수가 많다고 문제인 것은 아니다. 재배과정에서 농약이 과육 속으로 침투하니까 문제인 것이다. 장마철에 농약이 빗물에 씻겨나갈까 봐 계면활성제를 사용한다. 덕분에 농약 성분이 껍질 안으로 쉽게 흡수된다. 즉, 껍질을 까서 먹어도 농약의 위험에서 자유롭지 않은 것이다.

보기 좋은 떡이 먹기에도 좋다고 하지만, 사실 마트나 백화점의 진열대에 보기 좋게 진열된 채 고른 크기와 색을 자랑하는 과일과 채소들은 빛 좋은 개살구일 수도 있으니 좀 의심을 해봐야 한다. 벌레 먹은 흔적도 없고, 물감을 칠한 듯 색이 뚜렷하고, 니스칠이라도 한 듯 광택이 나는 데는 다 이유가 있다. 단순히 벌레가 파먹은 흔적이 있거나 모양이나 색이 울퉁불퉁한 것을 골라냈기 때문이 아니다. 일정한 크기의 비닐봉투 안에서 자란 인큐베이터 애호박처럼 처음부터 봉투를 씌워 모양과 크기가 일정하도록 하고, 벌레 먹지 않도록 살충제를, 고른 색을 내도록 성장조절제 등을 쓴 탓이다. 사과나 배 과수원에 가보면 과일이 종이껍질 속에서 자라는 것을 볼 수 있는데, 이 역시 마찬가지이다. 동글고 예쁜 모양을 만들기 위함인데, 이것이 살충제 같은 농약이 과일에 그대로 남아 있는 원인이다. 농약은 물에 씻겨나가기도 하고 자외선에 의해 시간이 지날수록 분해되기도 하는데, 봉투를 씌워놓으면 자외선도 차단되기 때문이다.

그렇다면 딸기나 토마토처럼 껍질째 먹는 과일은 어떨까? 비닐하우스 안에서 자라는 딸기는 병충해가 생길 가능성이 더 높다. 하우스 안의 습도가 높기 때문이다. 그래서 농사를 망치지 않으려면 약 기운이 떨어지지 않게 계속 농약을 칠 수밖에 없다. 물론 제철에 나는 딸기 중에는 밭에서 키운 것도 있다. 이런 노지 딸기에 뿌린 농약은 대부분 바람과 태양, 빗물 등에 씻겨진다.

농약 걱정 없애는 과일 사용설명서

1. 구입법

자연에서 온 것은 자연스러운 것이 가장 좋다. 잎이 너무 크거나 색이 너무 짙은 것은 피한다. 뿌리의 잔털이 너무 적거나 너무 굵은 것도 비료를 사용했다는 혐의를 벗기 어렵다. 한편 색이 지나치게 붉거나 희다면 착색제나 표백제 사용이 의심된다. 반짝반짝 광이 나는 것은 왁스 사용이 의심된다.

채소나 과일은 통째로 구입하는 게 좋다. 자르면 세균 오염이 증가하기 때문이다. 싱싱한 것일수록 수분 함량이 높아 무거우므로 같은 크기라면 무거운 것이 좋다.

2. 뽀득뽀득 안전하게 씻는 법

과일이나 채소를 깨끗이 씻기 위해 세제를 사용한다면 이는 오히려 환경호르몬을 더하는 격이 된다. 시중에는 과일이나 채소, 해산물 표면의 농약 등을 덜어주는 제품이 판매되고 있다. 이런 제품을 이용해도 좋고, 집에 있는 식초나 베이킹파우더를 사용하는 것도 효과적이다. 소금이나 식초, 베이킹파우더를 물에 연하게 푼 후 과일이나 채소, 해산물을 5분 정도 담갔다가 조리하면 된다. 마지막 헹구는 물을 숯을 담갔던 물을 사용하는 것도 도움이 된다. 숯은 유해물질을 빨아들이는 성질이 있기 때문이다. 한 번 사용한 숯은 바짝 말리면 얼마든지 다시 사용할 수 있다.

- **껍질이 있는 단단한 과일**: 사과나 배, 참외나 단감처럼 껍질이 있고 단단한 과일은 껍질을 깎아서 먹으므로 상대적으로 안전하기는 하지만, 먹기 전에 흐르는 물에 스펀지로 문질러가며 씻으면 더 안전하다.

- **껍질째 먹는 과일**: 포도처럼 껍질째 입에 넣거나 딸기처럼 껍질이 없는 과일은 상대적으로 더 위험하다. 모양 또한 울퉁불퉁해 껍질이 있는 과일에 비해 씻기도 어렵다. 수분증발억제제를 뿌린 탓에 물이 스며들지 않아 제대로 닦이지도 않는다. 이런 경우에는 소쿠리처럼 물이 빠지는 그릇에 과일을 담은 채 물을 세게 틀어놓고 5분 정도 씻는다. 이때 소금이나 세제를 이용하는 것은 오히려 좋지 않다. 표면에 묻어 있던 농약이 과일 속으로 흡수될 수 있기 때문이다.

- **귤**: 귤은 껍질을 벗겨 먹는 과일이므로 안심해도 좋지만 문제는 껍질이다. 귤껍질은 종종 재활용되곤 하는데, 향도 좋고 비타민C도 많다며 껍질을 짜 피부에 문지르거나 차로 끓이기도 한다. 귤껍질인 진피는 비타민C도 풍부하고 지방을 분해하는 기능도 해 한방에서는 약으로도 사용하긴 하지만, 이럴 때는 반드시 유기농을 구입하거나 탈지면에 소주를 적셔 귤 표면의 왁스를 없애야 한다. 그렇지 않으면 피부나 건강에 좋은 귤 고유의 성분이 아니라 왁스를 피부에 바르거나 끓여 먹는 셈이 된다.

2

유통의 함정

수확의 마지막 단계, 포스트 하비스트 Post Harvest

약을 사용하는 것은 재배과정에서 그치지 않는다. 딸기는 손으로 조금만 세게 쥐어도 짓무르곤 해 이리저리 옮겨 다니는 유통과정을 견디기에 적합하지 않다. 하지만 소비자가 만나는 딸기는 대부분 싱싱하다. 신선도가 생명인 해산물과 마찬가지로 과일에도 짓무르거나 마르지 말고 싱싱하라고 수분증발억제제를 뿌리기 때문이다. 딸기나 포도 등 과일을 씻을 때 과일 표면에 물이 묻지 않고 물방울이 또로록 흘러내리는 경우가 있다. 수분증발억제제를 뿌린 탓에 물이 표면에 흡수되지 않는 것이다. 단순히 물이 흡수되지 않을 뿐 아니라 과일이 숨을 쉬지도 못한다. 그래서 썩기 쉽고, 이를 막기 위해 그 위에 방부제를 뿌린다. 사과나 배처럼 껍질이 있는 단단한 과일이라고 예외는 아니다. 오히려 보기 좋은 색을 오래 유지하라고 왁스 코팅을 하기도 한다. 덕분에 반질반질 윤기가 나지만, 과일이 안에서부터 썩어 들어간다는 단점도 있다. 겉보기에는 멀쩡하던 사과나 배를 쪼개보면 안쪽에서부터 멍든 것은 바로 뿌리고 또 뿌린 약 때문에 과일이 숨을 쉬지 못한 탓이다.

이처럼 수확 후 농약을 뿌리는 것을 포스트 하비스트 Post Harvest라고 한다. 재배과정에서 뿌린 농약은 시간이 지나면서 비에 씻겨 나가거나 자외선에 의해 분해되지만, 수확 후 뿌린 농약은 그대로 소비자의 입으로 들어갈 가능성이 높아 더 큰 문제가 된다.

수입 농산물의 경우 이런 문제는 더욱 심해진다. 수입 농산물이 우리나라까지 도착하는 데 대략 4~6주가 걸리는데, 방부제를 비롯한 농약이 아니라면 이 기간을 버틸 재간이 없다. 이처럼 유통과정에서 상하는 것이 염려돼 농약을 잔뜩 뿌리기도 하지만, 덜 익은 과일을 딴 후 팔기 전에 익히는 경우도 있다. 감이나 귤, 바나나처럼 익은 후에 따면 곧 상해버리는 과일은 미리 따서 유통기간 중 후숙시키는 것이다. 그런데 이때 약품을 사용하는 경우가 문제이다. 2009년, 홍시를 파란 상태에서 딴 후 판매장소에서 한데 모아 군데군데 공업용 카바이드를 넣은 후 비닐을 덮어서 오렌지빛으로 익힌 것을 약시 약품처리한 홍시라며 판매하는 경우가 방송돼 소비자들에게 큰 충격을 주기도 했다.

과일뿐 아니라 밀가루 또한 대표적인 포스트 하비스트 작물이다. 밀은 수확한 후 장기 보존과 유통을 위해 살균제, 살충제를 듬뿍 뿌린다. 거의 밀알 하나하나가 농약으로 목욕을 한 뒤 수출된다 해도 과언이 아니다. 잊을 만하면 한 번씩 수입 밀에서 농약이 검출됐다는 것이 뉴스로 보도되는 것은 이런 과정을 거치기 때문이다. 그런데 이렇게 하는 것이 과연 효과적인 것일까? 대답은 예스다. 포스트 하비스트가 얼마나 놀라운 방부효과를 내는지, 재래식 화장실을 사용하는 어떤 스님은 해우소_{화장실}에서 나올 때마다 밀가루를 한 줌씩 뿌리는데, 그것이 바로 구더기도 안 생기고 냄새도 안 나게 하는 비결이라는 것이다. 시골에 사는 할머니들도 이를 생활의 지혜로 활용한다고 하니 밀가루가 얼마나 독한지 말 다했다.

영양은 우리 밀 〉수입 밀, 생산은 우리 밀 〈 수입 밀

사실 우리 밀로 만든 제품은 찾기도 어려울뿐더러 밀가루도, 과자도, 빵도 우리 밀이 훨씬 더 비싸다. 수입 밀의 가격경쟁력에 밀려 밀 재배 농가가 줄어든 탓에 우리 밀의 자급률이 0.3%에 불과하기 때문이다. 그럼에도 우리 밀을 추천하는 건 여러모로 이롭기 때문이다.

강원대 최면 교수팀의 연구 결과에 의하면 우리 밀에는 수입 밀에는 없는 복합 다당류 단백질이 다량 함유돼 있어 면역기능을 수입 밀보다 2배나 높으며, 항노화 효능도 수입 밀보다 월등히 높다. 밀의 종자와 토양, 기후환경, 농사시기 등 여러 가지 차이가 있겠지만, 가장 큰 차이는 우리 밀은 포스트 하비스트가 필요 없다는 점이다. 배를 통해 대륙 간 이동하는 해양운송만 짧게는 보름에서 40일 정도 걸리는 수입 밀에 비해 우리 밀의 유통구조는 단순하기 때문이다. 산지에서 저장됐다 제분된 후 곧장 소비자와 만나는 것이다.

■ 우리 밀과 수입 밀의 유통경로

	우리 밀	수입 밀
규 모	- 소농 중심의 소규모 재배	- 기업농 중심의 대규모 경영
이동거리	- 국내 생산, 국내 소비 • 경남, 전남, 전북 등이 주산지 (참고, 서울-부산 416km)	- 항해를 통한 대륙 간 이동 • 미국 9,112km 이상 • 캐나다 8,297km 이상 • 호주 6,024km 이상
이동경로	• 산지→산지 저장창고→제분 공장→개별 매장(판매장)	• 수입국 산지→산지 저장창고→선박·철도 등을 이용한 수출항으로 이동→수출항 엘리베이터 (곡물창고)에 저장→선박 이용 해양운송→항구 →제분공장→수요처(가공)→개별매장(판매장)

바다의 신선함을 식탁까지 가져오는 비결, 생선

신선식품인 생선은 특히 유통과정이 중요하다. 상하는 것을 막기 위해 방부제는 기본, 앞서 설명했듯 오징어나 쥐포, 황태 등 반건조생선은 방부제를 썼을 가능성이 높다. 냉동생선도 푸석푸석해지거나 누렇게 변하는 것을 막으려고 포장하기 전 수분증발억제제에 담근다. 신선도가 생명인 횟감용 생선도 신선도를 유지하기 위해 첨가물을 넣는다. 유통 중 생선이 자꾸 퍼덕거리면 비늘과 살이 손상되기 쉽고, 그러면 신선해 보이지 않아 상품성이 떨어지기 때문이다. 그래서 활어가 움직이지 않도록 안정제를 뿌린다. 심지어는 마취제를 투여하기도 한다. 안타까운 것은 마취제를 투여한 활어의 인체 유해성 여부가 입증되지 않았기 때문에 불법은 아니라는 점이다. 횟집 수족관의 수질도 문제이다. 한번 수족관으로 들어간 활어가 언제 나가는지, 물을 어떻게 관리하는지는 주인만 알 터. 때때로 횟집 수족관 수질 문제가 보도되긴 하지만 이에 대한 규정이나 관리지침은 없는 실정이다.

결국 소비자가 조심하는 수밖에 없다. 생선은 싱싱한 것을 고르는 것만큼이나 조리 전 손질이 중요하다. 특히 비늘과 지방을 잘 제거하는 것이 중요하다. 비늘만 잘 긁어내도 독성이 많이 줄어들 정도로 비늘에는 오염물질이 많다. 의외로 주의 깊게 제거해야 하는 것이 지방이다. 생선의 지방에는 몸에 좋은 불포화지방산이 많긴 하지만 오염물질이 주로 농축되는 곳도 지방이라는 것이 문제이다. 따라서 내장, 알, 아가미 등 지방이 많은 부분은 먹는 것을 삼가는 편이 좋다. 또한 조림이나 탕처럼 국물이 있는 요리를 할 때 거품을 최대한 걷어내는 것이 불순물도 제거하고 잡냄새도 제거하는 비결이다. 구이를 할 때는 식초를 탄 물에 생선을 통째로 5분 정도 담갔다가 꺼내서 구우면 식초가 생선 표면의 독성물질을 해독해준다. 조개의 경우도 표면에 오염물질이 많이 묻어 있으므로 먼저 껍질째 깨끗이 씻은 후 소금물에 담그는 것이 안전하다.

3

자연이 품은 독소

우유만 마시면 속이 거북한 유당불내성

재배나 양식이 아닌 '자연산'이라고 해서, 화학물질은 단 1g도 보태지 않은 '유기농'이라고 해서 함정이 없는 것은 아니다. 감자 싹의 독 솔라닌이나 땅콩 또는 옥수수에 피는 곰팡이인 아플라톡신처럼 식물은 스스로 독성을 내뿜는다. 콩의 이소플라본이나 포도의 안토시아닌 등 탁월한 항산화 효과로 주목받는 식물성 화학물질Phyto chemical의 정체는 식물이 천적에 대항하기 위해 내뿜은 자연 독소이다. 소나 닭이 적자생존의 원칙에 따라 분비하는 생체독도 마찬가지이다. 이처럼 모든 식품에는 독성이 있다. 다만 그 독성이 얼마나 강력한지, 어떤 역할을 하는지의 문제일 뿐이다. 실제로 식품의 발암성 여부를 검사하는 방법인 에임스 테스트를 해보면 거의 모든 채소에서 천연살충 성분을 비롯한 발암물질을 찾을 수 있는데, 이런 물질은 몇 대에 걸쳐 합성 살충제나 제초제를 전혀 쓰지 않은 식물일수록 더 높게 나타난다고 한다. 다행히 자연식품에는 독성보다 더 많은 영양성분이 들어 있어 스스로 중화하므로 무조건 피할 필요는 없다. 하지만 위험요소를 피하기 위해서라도 알아야 할 필요는 있다.

옛날에는 우유를 먹으면 설사를 하는 사람이 많았다. 제대로 살균처리가 되지 않은 탓도 있지만, 우유를 소화하지 못해서인 경우가 더 많았다. 우유가 소화가 잘 안 되는 것은 단백질 탓이라고 생각하기 쉬운데, 실은 탄수화물 때문이다. 우유나 모유에 들어 있는 탄수화물인 젖당(락토오스)을 분해하는 효소인 락타아제는 대부분의 성인에게서는 분비가 되지 않는다. 물론 이는 사람마다 유전적, 체질적으로 다르긴 하다. 유목생활을 하며 오래전부터 유제품을 즐겨 먹어온 중부 유럽에서는 성인에게서도 대부분 락타아제가 분비된다. 햇빛이 많이 나지 않는 북부 유럽 지역도 마찬가지이다. 햇빛에서 흡수해야 하는 비타민D를 햇빛 대신 우유에서 얻기 위함이다.

반면 동양인 성인의 90%는 락타아제가 분비되지 않는데, 이를 유당불내성이라고 한다. 그래서 어릴 때는 우유를 잘 먹다가도 성인이 되면 싫어하거나 부담스러워하는 이들도 생긴다. 우유뿐 아니라 초유 성분이 많아서 우유보다 모유에 훨씬 가깝다고 평가받는 산양유도 마찬가지이다. 또한 아이스크림이나 크림케이크, 심지어 크림이 들어간 커피를 마셔도 소화불량이나 느끼함을 호소한다. 우유는 원래 소화가 잘 안 되는 음식이다. 속 쓰릴 때 우유를 마시는 사람들도 있는데, 이는 우유가 위벽을 덮어서 위의 활동을 둔화시키기 때문이지 결코 위를 보호하는 것은 아니다. 오히려 소화를 더디게 한다. 이처럼 소화효소를 제대로 분비하지 못함에도 불구하고 우유가 완전식품이라는 이유로 급식에 포함하는 등 억지로 먹이면 아토피성 피부염 등 알레르기성 질환을 유발할 수도 있다. 소화불량이 장 기능 약화로 이어지기 때문이다. 장 기능이 약화되면 만성 변비나 설사가 생기거나 장의 면역세포 림프구의 기능이 떨어지게 된다. 결국 장 기능 약화는 면역력 약화로 이어지고, 다시 아토피와 같은 알레르기로 이어지는 것이다.

아무리 산해진미, 건강식품이라 할지라도 제대로 소화시키지 못한다면 그림의 떡일 뿐이다. 이런 경우 굳이 우유를 마실 필요는 없다. 우유를 안 마시면 키가 안 큰다거나 골다공증에 걸릴 수 있다며 소화불량을 감수하고 우유를 마실 필요는 없다. 칼슘과 비타민D 섭취가 염려된다면 해조류와 채소로 대신해도 괜찮다. 골다공증 환자에게 처방하는 칼슘제의 성분이 미역이나 다시마 등에서 추출한 해조칼슘일 정도로 해조류에는 칼슘이 풍부하며, 해조칼슘은 흡수율도 높다. 칼슘이 가장 많은 식품은 고구마줄기 말린 것으로, 우유의 11배, 육류의 124배나 되는 칼슘을 함유하고 있다. 건토란대, 무말랭이, 시래기 등 다른 채소를 말린 것도 마찬가지이며, 시금치 같은 푸른 잎채소와 냉이, 호박, 당근, 연근, 우엉 등의 채소에는 질 좋고 흡수 잘되는 칼슘이 풍부하다. 또한 식이섬유도 풍부하니 칼슘이 걱정된다면 나물과 채소를 즐기는 것이 현명하다 하겠다.

꼭 우유를 마셔야겠다면 젖당을 미리 분해한 우유나 유제품을 선택하는 것이 좋다. 젖당은 포도당과 갈락토오스가 결합해 만들어진 이당류로 이를 미리 단당류로 분해한 제품을 선택하면 소화에 부담을 느끼지 않아도 된다. 이런 제품은 보통 우유보다 맛이 더 달다. 이당류인 젖당보다 단당류인 포도당과 과당이 더 달기 때문. 인위적으로 락타아제를 분해한 가공식품이지만, 천연 탄수화물인 젖당보다 오히려 건강에 도움이 되는 셈. 가장 자연적인 것이 언제나 가장 좋은 것은 아니다.

한편 젖당 외에도 우유의 단백질인 카세인도 소화불량이나 위산 과다를 일으키기 쉽다. 따라서 속이 쓰릴 때나 잠들기 전에 잠을 청한다며 우유를 마시는 것은 오히려 속쓰림을 유발할 수 있다. 위산이 많이 분비되면 장 속에 있는 이로운 세균 증식은 억제되고, 몸에 해로운 병균은 잘 자라 장염 등을 일으킬 수 있다.

칼슘과 단백질을 굳이 꼭 우유로 섭취할 필요는 없다. 우유를 좋아하거나 잘 소화시킨다면 상관없지만, 우유를 잘 못 마시는 아이에게 "우유를 안 먹으면 키가 안 큰다"며 억지로 우유를 먹일 필요는 없다. 앞서 설명했듯 소화불량과 장 기능 악화가 곧 성장에도 영향을 미칠 수 있기 때문이다. 아이의 키가 걱정된다면 억지로 우유를 마시게 하는 것보다 키 크는 운동을 꾸준히 시키는 것이 훨씬 더 도움이 된다.

쑥쑥 자라는 성장체조

1단계: 시작 → 손, 발, 목을 가볍게 풀어주기

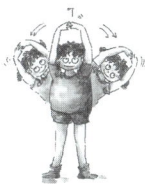
2단계: 깍지 끼고 기지개 펴기

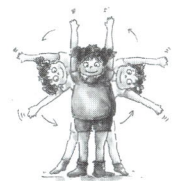
3단계: 팔 돌리기

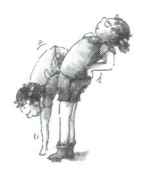
4단계: 앞으로, 뒤로 젖히기

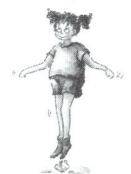
5단계: 줄 없는 줄넘기체조

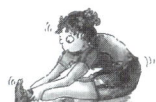
6단계: 앞으로 굽히기

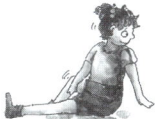
7단계: 비틀기자세

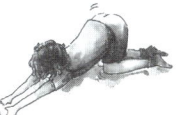
8단계: 고양이자세

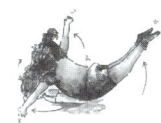
9단계: 잠자리체조

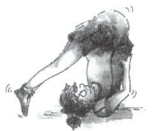
10단계: 쟁기자세

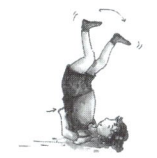
11단계: 누워서 자전거 타기

12단계: 마무리 → 심호흡 조정체조

키 크기 좋은 운동

1. 적당한 운동을 해야 한다.
2. 꾸준한 운동을 해야 한다.
3. 키 크는 데 유리한 운동을 해야 한다.
4. 무리하지 않은 운동을 해야 한다.

※ 맨손체조, 수영, 줄넘기, 배구, 농구, 테니스, 탁구, 배드민턴, 단거리 달리기, 철봉 등이 성장에 좋은 운동이며, 하루 1시간씩 일주일에 3~4회가 적당하다. 줄넘기는 20회 하고 1~2분 쉬는 방법으로 하루에 200~500회 정도 한다.

골다공증을 부르는 산성식품

우유의 칼슘 흡수력이 떨어지는 것은 우유에 동물성 단백질이나 인 같은 산성 무기질이 많기 때문이다. 우유 등 유제품이나 육류, 가공식품이나 화학첨가물, 정제된 곡류(쌀, 밀가루, 설탕 등)는 산성식품이다.

가장 중요한 영양소 중 하나라고 생각하는 칼슘을 예로 들어 생각해보자. 산성식품을 많이 먹으면 산을 중화시키기 위해 칼슘 같은 무기질이 투입되기 때문에 흡수되지 않고 그대로 소변으로 배설되는 것이다. 우유에 들어 있는 칼슘이 인을 위해 나서는 것이다. 다행히 우유에는 칼슘이 인보다 더 많이 들어 있긴 하지만, 섭취한 음식에 칼슘보다 인의 양이 많으면 칼슘이 흡수될 여지가 없다. 칼슘식품을 섭취할 때 이상적인 칼슘과 인의 비율은 1:1이나 2:1이다. 알칼리성 무기질인 칼슘이 최소한 인과 같은 양이거나 인보다 많아야 하는 것이다. 그런데 육류는 칼슘과 인의 비율이 1:3~1:4나 된다. 결과적으로 뼈와 치아 등 우리 몸이 저장하고 있던 칼슘까지 꺼내 써야 하는 상황이 되는 것이다. 우유를 많이 마시거나 고기를 즐기는 사람에게서 오히려 골다공증이 많이 생기는 것은 바로 이 때문이다.

그렇다고 육류나 유제품 등을 무조건 배척할 필요는 없다. 알칼리성 무기질이 풍부한 식품과 함께 먹으면 된다. 고기의 경우 채소 쌈과 함께 먹으면 된다. 이때 비슷비슷한 색과 맛의 쌈채소보다는 각기 다른 색의 다섯 가지 이상의 채소를 준비해서 먹는다면 채소를 골고루 먹느라 고기는 적게 먹게 되니 절로 다이어트도 할 수 있다. 상추나 깻잎, 케일 등 대표적인 쌈채(푸른잎채)

소와 오이나 당근, 파프리카, 풋고추, 다시마 등을 곁들인다면 어렵지 않게 여러 가지 색의 채소를 즐길 수 있다. 양파나 감자, 버섯, 가지 등을 고기와 함께 구워 먹는 것도 부족한 비타민과 미네랄을 보충하는 좋은 방법이다.

육식보다 더 나쁜 과식

육식과 기름진 음식을 즐기는 건 같은데 중국인이나 프랑스인의 심장질환으로 인한 사망률은 미국인에 비해 현저히 낮다. 이유가 무엇일까? 가장 잘 알려진 이유는 프렌치 패러독스이다. 프랑스인의 경우 와인, 즉 포도에 풍부한 안토시아닌과 탄닌 등 항산화물질이 혈액순환을 원활하게 해 심장을 보호하기 때문이다. 중국인들이 음식에 꼭 곁들이는 양파와 차 또한 항산화물질이 풍부하긴 마찬가지이다. 양파에는 퀘르세틴이, 차에는 플라보노이드와 탄닌이 풍부하다. 그래서 필자는 프렌치 패러독스에서 착안해 중국인들이 심장질환으로 인한 사망률이 낮은 것을 차이니스 패러독스라고 부른다. 그러나 이것만으로는 충분한 이유가 될 수 없다. 프랑스인의 와인이나 중국인의 양파처럼 매일 섭취하는 음식은 없을지라도 요즘엔 미국인들도 항산화제나 다른 채소들로 항산화물질을 상당히 많이 섭취하고 있기 때문이다.

그렇다면 이런 차이를 부르는 다른 이유는 무엇일까? 바로 과식과 빨리 먹는 습관 탓이다. 프랑스인들의 저녁식사는 길기로 유명하다. 중국인 특유의 천성은 '만만디_{행동이 굼뜨거나 느림}'로 표현된다. 그러나 미국인들의 식사는 한국인 못지않게 빠른 데다 식사량도 많다. 점심은 샌드위치나 햄버거 등으로 간단하게 때우기 일쑤이고 급하게 먹을수록 과식할 가능성도 높다. 우리 뇌의 만복중추가 배부름을 인식하기까지는 통상 20분이 걸리는데, 그전에 이미 식사가 거의 끝나는 경우가 대부분이다. 고기나 기름진 음식은 맛이 좋아서 과식하기도 쉽다. 많이 먹는 것이 습관화되면 위가 늘어나 과식을 해도 포만감을 못 느끼는 경우도 있다. 과식으로 몸이 필요로 하는 것보다 많이 먹어 열량이 남아돌면 이는 비만 또는 생활습관병으로 이어지며 면역력을 떨어뜨린다. 동물들은 아프면 다 나을 때까지 굶으면서 잠만 잔다. 소화활동마저 멈추고 신체의 활동을 최대한 줄임으로써 자연치유력을 최고조로 높여 병을 이겨내는 것이다.

혈관의 교통정체를 부르는 콜레스테롤

육식을 경계하는 또 다른 이유는 콜레스테롤 때문이다. 콜레스테롤은 혈액을 끈끈하게 만들어 혈액순환을 방해한다. 혈액순환이 안 된다는 것은 곧 신진대사가 제대로 진행되지 않는다는 의미이다. 혈액은 우리 몸 곳곳에 신선한 산소와 영양분을 실어 나르는 한편 노폐물은 수거해 배출하는데, 이 과정에 문제가 생긴다는 것은 곧 영양공급과 노폐물 배출에 문제가 생긴다는 것이다. 혈중 콜레스테롤 농도가 높아지면 혈액이 탁하고 끈끈해져 순환이 잘 안 되고, 이로 인해 노폐물이 제때 배출되지 못해 혈액순환이 더욱 안 되는 악순환이 반복된다.

물론 콜레스테롤도 우리 몸에 꼭 필요한 성분이라 부족해지면 아이들은 성장이 더뎌질 수도 있다. 하지만 대부분 필요한 만큼은 우리 몸에서 합성하므로 식품을 통해 지나치게 섭취하는 것이 좋을 리 없다. 남는 콜레스테롤은 동맥경화의 원인이 될 뿐이다. 매일 계속해서 50g의 고기를 섭취할 때마다 콜레스테롤에 의한 암 발병률은 21% 높아진다. 또한 콜레스테롤은 젖 분비를 촉진하는 호르몬인 프로락틴을 만들어낸다. 문제는 프로락틴 분비가 많은 동물이 유방암 발생률이 높다는 점이다. '암 연구 Cancer Research, 1975'에 의하면 일주일에 고기를 2~4번 먹는 여성은 1번 미만으로 먹는 여성보다 유방암 발생률이 2.55배나 높다. 7번 먹는 여성은 3.88배가 높다. 이처럼 육식을 즐길수록 유방암 발생률은 높은 것은 프로락틴 분비량이 높은 것, 즉 콜레스테롤을 많이 섭취한 것과 밀접한 관계가 있다고 볼 수 있다.

콜레스테롤은 육류뿐 아니라 달걀이나 오징어, 새우 등 해산물에도 많이 들어 있다. 모든 식품에는 좋은 것과 나쁜 것이 공존하기 나름이어서 오징어에는 타우린이, 새우에는 키토산이, 달걀에는 레시틴이 풍부해 콜레스테롤이 높아도 어느 정도 중화된다. 하지만 달걀노른자는 콜레스테롤이 다른 식품에 비해 월등히 높아 비만이나 고혈압 등 콜레스테롤을 경계해야 하는 지병이 있다면 피하는 것이 좋다. 건강한 사람은 하루에 1~2개의 달걀을 먹는 것은 괜찮다.

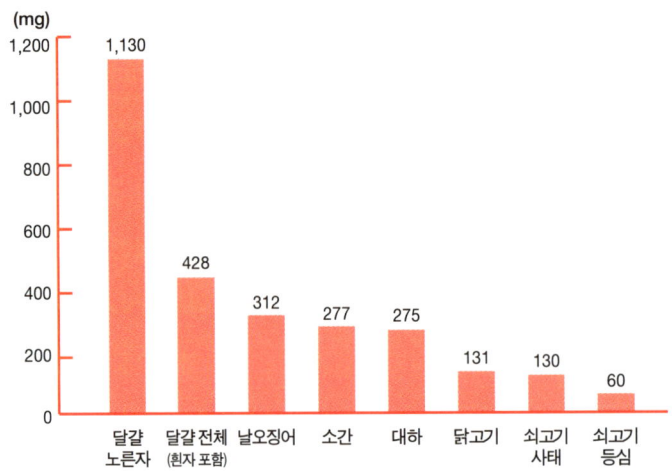

식품 100g당 콜레스테롤 함유율

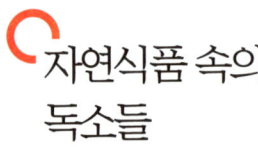 자연식품 속의 독소들

원래부터 들어 있는 천연 독소

• 프닥킬로사이드: 고사리에 들어 있는 발암물질로 어린 고사리에 많다. 많이 먹으면 고사리 중독 또는 식도암 발생률을 높인다고 알려졌으나, 고사리를 데치고 나물로 무치는 동안 대부분 중화된다. 프닥킬로사이드를 충분히 제거하려면 고사리를 데친 후 검은 물이 충분히 우러나도록 여러 번 헹구면 된다. 데친 고사리를 구입한 경우에도 조리 전 여러 번 헹궈야 한다.

- 솔라렌: 파슬리나 샐러리에 들어 있다. 피부에 닿으면 염증을 일으키고 피부암을 유발한다.

- 솔라닌: 감자의 파란 싹에 들어 있는 독소로 식중독을 일으킨다. 싹이 난 감자는 푸른 부분을 완전히 도려낸 후 익혀 먹어야 한다.

- 아플라톡신: 땅콩 같은 견과류에 피는 곰팡이로 간암과 위암의 원인이 된다. 특히 땅콩은 겉껍질은 물론 속껍질까지 벗긴 채 유통되곤 한다. 때론 소금이나 다른 첨가물로 맛을 가미하기도 한다. 이때 자칫 환경이 고온다습해지면 배아 근처에 검은 곰팡이, 즉 아플라톡신이 만들어지는 것이다. 또한 속살이 공기에 노출되면서 지방이 산화되어 몸에 해로운 유해한 과산화지질이 만들어지기 쉽다.

- 하이드라진 유도체: 양송이버섯에 들어 있는 발암물질로 알려졌다. 그러나 모든 버섯에는 강력한 항암물질인 베타글루칸이 풍부하므로 독성이 있다고 버섯을 피하는 것보다 먹는 것이 오히려 유리하다.

- 카페인산: 커피에 들어 있는 발암물질, 반면 클로로겐산 등은 우리 몸에 유익하므로 전체적으로 커피가 꼭 나쁘다고 할 수만은 없다.

조리할 때 생기는 독소
- 니트로소아민: 고기나 생선의 단백질이 가공과정에서 식품첨가물과 만

나거나, 고기 또는 생선을 상추, 무, 배추, 샐러리, 시금치 등과 함께 쌈이나 샐러드로 즐기면 소화과정에서 니트로소아민이 발생한다. 특히 위장 내부가 강한 산성이므로 후자의 경우가 더 위험하기는 한데, 채소에 풍부한 비타민C가 이 과정을 막는 역할을 함께 한다.

- **헤테로사이클릭아민류**: 고기나 생선의 탄 부분에 들어 있다는 발암물질이다. 육류나 어류처럼 단백질이 많은 식품이 타면 대장암이나 간암을 유발하는 트립토판 P1, P2, 글루 P1이 생긴다. 일단 생기면 완전히 제거하는 것은 불가능하다. 하지만 비타민C와 함께 먹으면 중화할 수는 있다.

- **벤조[a]피렌**: 육포나 가다랑어포처럼 육류나 어패류를 훈제 가공할 때 생기는 발암물질이다.

- **에틸니트릴산**: 햄이나 소시지의 아질산과 어묵의 보존료인 소르빈산이 만나면 산성이 되는데, 여기에 열을 가하면 발암물질인 에틸니트릴산이 된다.

함께 먹으면 위험해요

- 햄, 소시지와 상추 배추, 무, 시금치 등
  : 육류의 아민 + 상추의 아질산이온
- 젓갈류와 김치
  : 명란젓, 새우젓 등의 아민 + 절인 배추의 아질산이온

4

오염된 환경

○ 어패류의 고향, 바다

　　　　　　　　아무리 좋은 식품도 그 식품을 키운 환경이 오염됐다면 좋은 점만큼이나 독성도 많이 품을 수밖에 없다. 완전식품으로 알려진 우유와 달걀, 평균수명 연장에 상당한 기여를 한 육류를 피해야 하는 식품으로 꼽은 가장 큰 이유 역시 환경 탓이다. 유기농 또는 자연산이라고 해서 이런 함정을 피해갈 수 있는 것은 아니다. 특히, 자연산 어패류의 경우 고향인 바다 환경이 어떤지 살피지 않을 수 없다. 원유 유출 사고를 기억하지 않더라도 수많은 생활폐수와 공장폐수가 강을 통해 바다로 흘러 들어가는 현실에서는 바다가 안전하다고 장담할 수 없기 때문이다.

각종 아미노산과 미네랄, 오메가-3까지 풍부한 생선은 열량은 낮은 반면 단백질은 풍부하고 노화 방지효과도 탁월한 건강식품이다. 하지만 바다가 오염됐다면 말짱 도루묵이다. 양식장 생선에서 항생제와 첨가물을 우려하는 것과 마찬가지이다. 바다, 즉 수질오염은 토양오염이나 대기오염과는 비교할 수 없을 정도로 치명적이다. 흙이나 공기가 오염되면 식물이나 생물이 그것을 흡수하거나 먹더라도 곧 다시 배출할 수 있지만, 물속에서는 물을 빨아들이고 내보내는 것으로 호흡을 하기 때문에 오염물질이 쌓이게 된다. 대표적인 중금속 중독인 이타이이타이병도 가까운 바다에서 잡힌 생선이 카드뮴에 오염된 것을 모르고 먹은 것이 원인이었다. 특히 연근해의 바다가 오염되기 쉽다. 하지만 원양에서 잡은 생선이라고 해서 안전한 것은 아니다. 어패류도 먹이사슬 위쪽으로 올라갈수록 중금속 오염 정도가 심해진다.

오염된 바다의 영향이 어패류에만 국한되는 것은 아니다. 바닷물이 키우는 것이라면 해조류나 소금도 위험하긴 마찬가지이다. 특히 한국인은 김치나 젓갈 등 음식에 소금을 많이 이용하므로 염전의 환경에 좀 더 민감해질 필요가 있다. 우리나라의 천일염은 전 세계적으로 유명한 프랑스의 게랑드 소금보다 맛과 영양이 우수하지만, 문제는 염전의 환경이다. 바다가 청정하지 않다면 중금속의 위험에서 자유로울 수 없다. 바다의 수질 외에도 천일염을 만드는 염전 환경도 무시할 수 없다. 특히 2010년, 환경단체가 남해와 서해의 주요 염전을 조사한 결과 염전이 석면에 무방비로 노출된 것으로 나타났다. 주요 염전 4곳의 소금창고와 해주창고(소금물을 가두어두는 창고) 주변, 심지어는 염전 바닥에서도 석면 슬레이트 조각을 발견할 수 있었다. 덕분에 최저

7%에서 최고 25%까지 백석면이 검출됐으며, 그중 2곳에서는 백석면보다 독성이 강한 갈석면이 최고 4% 함유된 곳도 있었다. 원인은 창고 지붕의 낙후된 슬레이트. 국회 농림수산식품위원회에서 발표된 자료도 전국의 소금창고 1,422개와 해주창고 5,690개 중 76%가 슬레이트 지붕재를 사용했다고 밝히고 있다. 낡은 슬레이트가 부서지면서 석면 먼지가 염전을 오염시킬 위험이 있는 것이다. 특히 해주창고는 지붕이 노면에 거의 닿을 듯 낮은 곳도 있어서 오염 가능성은 더욱 높아진다. 그 결과 시판되는 천일염 중 1개 제품에서 미량의 백석면이 검출됐다.

살균처리 과정이 중요한 원유

효과보다는 효율을 추구하는 것이 이 시대의 특징이다. 축산업 또한 마찬가지. 젖소에게 항생제와 성장촉진제를 놓아가며 키우는 것은, 유전자조작식품을 원료로 한 배합사료를 먹이는 것은 그렇게 하는 것이 '최소 투자, 최대 이윤 추구'라는 자본주의에 부합하기 때문이다. 대신 젖소 사육환경에서 온 환경호르몬과 중금속은 고스란히 우유에 농축된다. 오염물질이 가장 많이 농축되는 곳이 젖이기 때문이다.

우유는 다양한 식품으로 가공된다. 유제품은 물론 초콜릿이나 빵, 과자 등 우유가 들어가지 않는 가공식품이 오히려 드물 정도이다. 우유의 청결함에 관련된 모든 식품이 좌우되는 것이다. 원유의 신선도에 영향을 가장 많이 받는 것은 유제품인 요구르트와 치즈이다. 앞에서도 설명했듯 원래 좋은 원유에는 유산균이 있어서 저절로 발효되어 요구르트가 되거나 적당한 열만 가하면 굳어져 치즈가 된다. 그러나 원유를 살균처리하는 과정에서 유산균도 모두 사라져버려 유산균을 따로 넣거나 요구르트 응고제를 넣어야 치즈 한다. 원래 있었던 유산균이 모든 죽은 자리에 인공 유산균을 넣는 것도 좋을 게 없지만, 진짜 문제는 응고제다. 염화마그네슘, 염화칼슘, 황산칼슘 등을 사용하는데, 이를 다량 섭취하면 혈액 중 이온 평형이 깨져 구토, 변비, 설사, 위장과 심장의 문제, 허탈증 등을 일으키고 때론 사망에까지 이르게 된다.

좀 다른 맥락의 이야기이긴 하지만, 요즘 판매되는 두부에서 공통적으로 발견할 수 있는 문구가 몇 개 있다. 우선 GMO Genetically Modified Organism Free, 유전자조작을 하지 않은 안전한 콩을 사용했다는 것이고, 그다음이 화학첨가물, 소포제 무첨가 등을 강조한 것이다. 두부를 만들 때 사용하는 간수도, 치즈에 사용하는 응고제도 성분이나 역할은 다르지 않다. 다만, 소금을 만들 때 나오는 천연 간수는 건강에 지장을 주지 않지만 인공적으로 만든 화학간수에는 거품을 제거하는 소포제 등을 첨가하기 때문에 건강에 이로울 것이 없다. 그래서 두부의 경우에는 소비자들의 요구에 맞춰 이를 사용하지 않는 것이다. 그러나 치즈에서는 이런 문구를 찾아볼 수 없는 것은, 이에 대한 소비자들의 인식이 아직 부족한 탓에 제조업체들이 수수방관하고 있는 것이라고 볼 수밖에 없다.

이미 오염된 단계, 원료

흔히 식품오염이라고 하면 가공과정의 오염을 떠올리지만 원료 단계부터 이미 오염된 경우도 적지 않다. 2009년 초, 소비자보호원은 일부 이유식이 금지된 방사선을 쬔 원료를 사용했다고 밝혔다. 심지어 그중 2개는 유기농 표시 제품이었다. 영유아 식품에서는 물론 유기가공식품에서도 방사선을 조사한 원료를 사용할 수 없음에도 불구하고 이유식의 재료가 되는 수십 가지의 원료 중 한두 가지 채소가 방사선 조사 처리된 것. 완제품에서 특정 유해물질이 확인된 것은 아니지만 해당 제품들은 회수 및 판매 중지 조치가 내려졌다.

특히 수입 원료인 경우 생산과정을 확인할 수 없어 원료에 대한 불안함은 더욱 커진다. 가장 대표적인 것이 분유의 기본 성분인 탈염유청분말이다. 치즈가 굳은 뒤에 남은 액체인 유청에는 알부민 등 수용성 단백질이 풍부하다. 유청에서 나트륨을 제거해 분말로 만든 것이 탈염유청분말이다. 국내 기술로는 이것을 생산할 수 없어 고스란히 수입에 의존하는데, 원산지가 광우병 발생 지역인 네덜란드, 프랑스 등 유럽이다. 2008년 가을에 세계를 놀라게 했던 중국산 멜라민 분유 역시 마찬가지이다. 공업용 화학물질인 멜라민이 들어간 분유가 다양한 제과제품의 원료로 사용됐지만 파동이 생기기 전까지는 대부분의 소비자가 이런 상황을 모르고 있었다.

유전자조작식품GMO도 안전을 보장할 수만은 없다. 생산성을 높이고 가격 경쟁력을 갖추기 위해 각기 다른 식물의 유전자를 조합한 유전자조작식품은 옥수수나 콩을 비롯해 감자, 유채 등에 광범위하게 사용된다. 식용유를 만드는 콩이나 고급 마요네즈에 사용하는 유채는 전 세계 생산량의 반 이상이 유전자 조작된 품종을 이용하고 있다. 현재까지 알려진 위험성은 없지만 콘플레이크나 두부, 식용유 등에선 유전자조작식품을 쓰지 않았다는 'GMO Free' 표기를 종종 볼 수 있다는 것 자체가 유전자조작식품이 위험할 수도 있다는 가능성을 방증한다.

햄이나 소시지, 햄버거, 어묵의 원재료인 육류도 문제이다. 환경호르몬이나 중금속은 먹이사슬의 위로 올라갈수록 점점 축적된다. 식물보다 동물에서, 채식동물보다 육식동물에서 환경호르몬이나 중금속이 더 많이 검출된다. 이런 물질은 특히 지방질이나 내장에 쌓이는 경향이 있다. 그래서 고기를 먹을 때는 지방이나 내장을 최대한 제거하라고 한다. 일반적으로 고기를 먹을 때 선호하는 부위와는 달리 햄이나 소시지, 햄버거를 만들 때는 뒷다릿살처럼 맛있는 부위와 함께 뼈 이곳저곳에 붙은 잡육을 함께 사용한다. 어묵 또한 명태살이나 대구살만으로 만드는 곳도 있지만, 보통은 잡어를 뼈째 갈아서 사용해야 맛이 좋다고 한다. 결과적으로 이것저것을 갈아서 섞은 탓에 환경호르몬이나 중금속에 오염됐을 가능성이 더 높아진다.

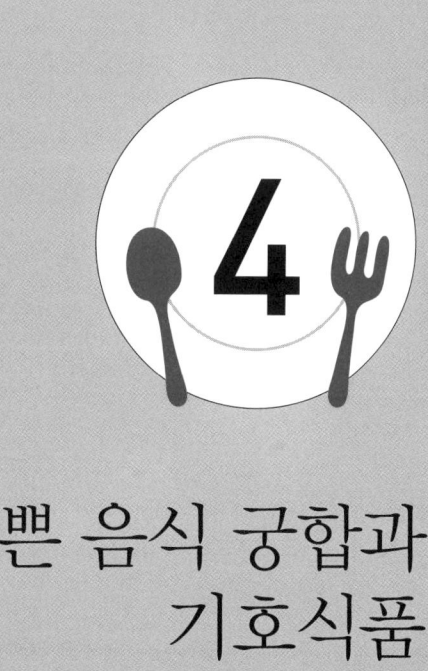

나쁜 음식 궁합과 기호식품

들어가기 전에

　음식 궁합은 입 안에서만 맞추는 것이 아니다. 좋은 음식이란 맛도 조화를 이뤄야 하지만, 영양 면에서도 조화를 이뤄야 한다. 각각의 재료가 갖고 있는 영양성분이 상승작용을 일으켜야 궁합이 잘 맞는 음식이라 할 수 있다. 그런데 어떤 음식은 함께 먹으면 오히려 해가 되기도 하고, 어떤 식품은 기껏 섭취한 영양성분을 손실시켜버리곤 한다. 예를 들어, 카레를 먹으며 와인을 즐긴다면 카레의 매운맛이 와인 속에 잠재되어있는 알코올 성분을 깨워 입 안이 타는 듯한 느낌을 준다. 맛 좋고 향 좋은 두 가지 식품이 만나 오히려 괴로움을 유발하는 것. 그러나 영양 면에서는 그다지 나쁠 것이 없다. 하지만 스테이크를 버터에 구워 풍미를 향상시킨다면 입에서는 먹는 순간에는 즐겁겠지만 혈중 콜레스테롤 농도는 마구 올라갈 것이다. 이처럼 음식은 무엇과 함께 먹느냐 또는 언제 먹느냐가 중요하다. 이것 또한 함정이다. 일부 채소나 과일은 평소에는 멀쩡한 건강식품이지만 특별한 상황에서는 오히려 뒤통수를 치는 위험한 식품이 되기도 한다.

　한편 평소 건강상태에 따라서 좋은 음식도 소화하지 못하는 경우도 있다. 지병이 있는 경우 최고의 항암식품이자 노화방지식품으로 꼽히는 콩이나 마늘조차 금기식품이 될 수 있다.

　초콜릿, 커피, 술, 담배가 나쁘다는 것은 온 세상 사람들이 다 안다. 그래서 애호가들은 때때로 속이 탄다. 건강에 과히 좋지 않다는 것을 감수하면서 좋아하니까 즐기는 것인데, 건강에 대한 불안에 사회적인 시선까지 신경 써야 하기 때문이다. 중독성 물질인 탓이다. 초콜릿과 커피, 술, 담배가 해로운 이유 중 한 가지는 역시 첨가물이다. 초콜릿의 높은 열량, 커피의 카페인, 술의 알코올, 담배의 니코틴은 자체의 문제도 있지만, 이들은 자연에서 추출한 것이므로 단점은 물론 장점도 있다. 그러나 가공과정에서 더 오래 보관하기 위해, 더 빨리 만들기 위해, 더 이윤을 많이 남기기 위해 첨가물을 사용하면서 장점보다는 단점이 더 많이 남고 말았다. 이 모든 것을 알면서도 단호하게 끊지 못하고 애호가로 남기로 한 사람에게는 기호식품이 얼마나 해로운지를 강변하는 것보다 무엇이 어떻게 나쁜지, 해로운 것을 피하려면 어떻게 해야 하는지를 알려주는 것이 더 현명할 것이다. 피할 수 없다면 즐기라고 했으니 말이다.

1

만나면 독이 되는 식품

• 장어+복숭아 = 설사

기름진 장어를 먹은 후 입가심으로 상큼한 복숭아를 먹는다면 보신은커녕 오히려 설사로 고생하기 쉽다. 장어의 지방 함유량은 무려 21%. 덕분에 속이 든든한 만큼 소화도 더디다. 지방은 소장에서 리파아제에 의해 지방산으로 분해되어야 한다. 그런데 복숭아의 상큼한 맛을 내는 유기산도 위와 십이지장에서 소화되지 않고 소장에 도착한다. 그런데 산성인 위와 달리 십이지장과 소장은 알칼리성이다. 그래서 유기산이 장에 자극을 줘 설사를 하게 되는 것이다. 미처 소화되지도 못한 채 말이다.

- 도토리묵＋감 = 변비와 빈혈

특히 변비가 있는 사람이 경계해야 할 음식이다. 도토리묵과 감은 맛도, 모양도 다르지만 실은 공통된 맛이 있긴 하다. 바로 떫은맛, 탄닌이다. 탄닌 성분을 많이 먹으면 장을 수축시켜 변비가 생긴다. 또한 적혈구를 만드는 철분이 탄닌과 결합해서 소화흡수를 방해해 빈혈이 생길 수도 있다. 떫은맛이 느껴지진 않지만 곶감 역시 마찬가지. 따라서 수정과와 함께 먹는 것도 피해야 한다.

- 게＋감 = 식중독

게 요리를 먹은 후 후식으로 감이나 곶감, 수정과를 먹으면 소화불량을 동반한 식중독에 걸릴 수 있다. 게는 식중독균의 번식이 대단히 잘되는 고단백 식품이다. 유해균이 들어오면 우리 몸은 설사로 해로운 균을 배출하는데, 감에 들어 있는 탄닌 성분 때문에 변을 보지 못하여 결과적으로 해로운 균을 배출하지 못해 식중독에 걸릴 수 있다.

- 조개＋옥수수 = 식중독

조개 역시 게처럼 상하거나 세균에 감염되기 쉽다. 게다가 산란기에는 스스로를 보호하고자 독성물질을 만들기도 한다. 한편 옥수수는 소화가 안 되는 음식이다. 사망 직전 옥수수를 먹은 이의 사체를 부검해보면 위의 내용물에서 옥수수를 찾아낼 수 있을 정도로 소화가 안 된다. 소화가 더뎌 유해균을 빨리 배출하지 못하므로 배탈이나 식중독으로 이어지기 쉽다.

- 문어＋고사리 = 소화불량

  둘 다 위에 부담을 주는 식품이다. 문어는 고단백 식품이기는 하지만 소화가 잘 안 되고, 고사리도 섬유질이 많아 위가 약한 사람은 소화시키기 어려운 음식이다.

- 스테이크＋버터 = 콜레스테롤 상승

  스테이크용 안심과 등심은 지방이 많아 부드럽고 맛이 좋다. 단, 지방이 많은 만큼 고열량과 콜레스테롤 위험에서 안전할 수는 없다. 버터 역시 마찬가지. 콜레스테롤이 높은 데다 트랜스지방에 대한 우려도 하지 않을 수 없다. 그러므로 스테이크를 요리하면서 버터를 함께 사용한다면 입에서는 부드럽게 살살 녹겠지만, 우리의 혈액이 부드럽게 흐르기는 어려울 것이다.

- 라면＋콜라 = 칼슘 결핍

  콜라가 칼슘 흡수를 방해한다는 것은 이미 유명하다. 이는 라면도 마찬가지이다. 라면은 화학적으로 칼슘과 결합을 잘하는 성질이 있어 칼슘 부족을 일으키기 쉽다. 즉, 라면을 먹고 후식으로 콜라를 마신다면 몸 안에 저장된 칼슘까지 모조리 끌어들여 뼈와 치아를 약하게 만들어 골다공증과 충치를 유발할 수 있다.

- 우유＋초콜릿 = 생활습관병

  우유와 초콜릿은 둘 다 유지방이 풍부한 식품이다. 밀크초콜릿은 물론 다크초콜릿도 부드러운 맛을 내기 위해 유지방이 들어가기 때문이다. 유지방은 천연 지방이기는 하지만 과잉 섭취하면 비만과 고혈압, 고지혈증 등 생활습관병을 유발한다.

• 고구마＋쇠고기 = 소화불량

탄수화물인 고구마와 단백질과 지방으로 이뤄진 쇠고기는 소화에 필요한 위산 농도가 서로 다르다. 그래서 이 둘을 함께 먹으면 위에 머무는 시간이 길어져 소화가 잘 안 되고 흡수도 잘 안 된다.

• 치즈＋땅콩 = 생활습관병

짭짤하고 고소한 치즈와 땅콩은 맥주 안주로 그만이다. 그러나 둘을 함께 먹으면 열량이 높고 지방도 많아 생활습관병에 걸릴 위험도 높아진다. 또한 땅콩에는 인이 100g당 398mg으로 많이 들어 있어서 치즈와 함께 먹으면 인산칼슘이 만들어져 칼슘이 손실되기 쉽다.

• 수박＋튀김 = 소화불량

한여름 갈증을 풀어주는 수박의 시원함은 수박의 91%가 수분이기 때문이다. 식사 중 또는 식후에 물을 많이 마시거나 물이 많은 과일을 먹으면 위액이 희석돼 소화가 더뎌진다. 튀김처럼 소화시키는 데 시간이 많이 걸리는 음식을 먹은 경우는 더더욱 그렇다.

2

만나면 영양손실이 큰 식품

• 오이+당근/무 = 비타민C 손실

오이와 당근, 또는 오이와 무는 여러모로 만날 일이 많다. 보쌈에 어울리는 무생채나 봄철 피로를 풀어주는 나박김치에도 사이좋게 들어가 시원하고 상큼한 맛을 낸다. 그러나 맛은 시원할지 몰라도 영양 면에서는 꽝이다. 무와 오이에는 비타민C가 풍부하다. 하지만 오이를 썰면 비타민C를 파괴하는 효소인 아스코르비나제가 나온다. 당근도 마찬가지. 무, 오이, 당근에는 다른 영양소가 많긴 해도 비타민C는 전혀 섭취할 수 없게 되는 것이다. 따라서 가능하면 이들을 섞어서 조리하지 않는 것이 좋지만, 무생채나 나박김치처럼 꼭 함께 넣어야 할 때는 식초를 넣는 것이 비결이다. 아스코르비나제는 산에 약하기 때문이다.

• 토마토＋설탕 = 비타민B군 손실

설탕을 친 토마토는 달콤할 뿐 아니라 토마토 특유의 향도 훨씬 향긋하다. 그러나 설탕의 당분을 소화하느라 토마토에 들어 있는 비타민B군이 다 소모돼 정작 몸에 흡수될 비타민B군은 남아 있지 않게 된다.

• 미역＋파= 칼슘 손실

파를 썰면 미끌미끌한 액체가 나온다. 미역도 마찬가지. 물에 담그거나 국을 끓이면 알긴산이 녹아나오면서 표면이 미끌미끌해진다. 일단 입에서 느끼는 궁합부터 맞지 않는 셈. 영양 면에서 보자면 파에는 비타민A, C, 비타민B_1 유도체 등 좋은 성분도 많지만, 산성 무기질인 유황과 인도 들어 있다. 미역과 파를 함께 먹으면 파의 유황과 인을 중화하기 위해 미역에 풍부한 칼슘이 힘을 써야 한다. 결국 몸으로 흡수될 것은 남지 않는다.

• 팥＋소다 = 비타민B_1 손실

동지 별미인 팥죽에는 비타민B_1이 풍부해 피로 회복에 도움이 되며 다이어트에도 효과적이다. 그런데 팥은 단단해서 익는 데 시간이 많이 걸린다. 그래서 팥죽은 오래오래 끓여야 하는 대표적인 슬로푸드다. 하지만 소다를 넣고 끓이면 팥이 빨리 익고 물러진다. 죽을 만들기 더 쉬워지는 것. 대신 소다가 비타민B_1을 모두 파괴한다.

• 간+수정과 = 철분 손실

동물의 간에는 각종 영양소가 풍부하다. 특히 흡수가 잘되는 철분이 많아 빈혈 환자에게 좋은 식품이다. 그러나 수정과나 곶감, 감과 함께 먹는다면 도로아미타불이다. 앞서 설명했듯 탄닌과 철분이 결합해 흡수가 되지 않기 때문이다.

• 선짓국/꿀+홍차 = 철분 손실

해장국인 선짓국에도 철분이 풍부하다. 한편 홍차나 녹차도 감처럼 약간 떫은맛이 난다. 탄닌이 들어 있기 때문이다. 그래서 철분이 풍부한 선짓국이나 순대를 먹고 텁텁한 입 안도 헹굴 겸 향긋하고 개운한 홍차나 녹차를 마신다면 선지의 철분과 홍차의 탄닌이 만나 탄닌산철이 만들어질 뿐이다. 꿀과 홍차도 마찬가지라서 홍차에 꿀을 타서 마신다면 맛은 좋아질지 모르지만 영양 면에서는 기대할 것이 없다.

• 치즈+콩 = 칼슘 손실

앞서 우유의 칼슘이 흡수가 잘 안 되는 것은 인이 풍부한 탓이라고 했다. 치즈와 콩을 함께 먹는 경우 역시 마찬가지이다. 치즈에는 칼슘이 풍부하지만, 콩에는 단백질이나 이소플라본뿐 아니라 인산도 많이 들어 있다. 결국 치즈의 칼슘과 콩의 인산이 만나 인산칼슘으로 다시 태어난 후 고스란히 몸을 빠져나가 버리고 만다.

• 시금치+근대 = 결석

몹시 드문 경우이긴 하지만 가능성은 있다. 시금치에는 옥살산이 풍부하고, 근대에는 수산이 많다. 옥살산은 인체 내에서 수산석회로 변했다가 결석으로 굳어진다. 그러니 시금치의 옥살산에 근대의 수산을 더하면 결석이 생길 가능성이 더 높아진다. 다행히 옥살산은 물에 으깨어 씻거나 삶는 등 조리하면 아주 많은 양이 분해되므로 데친 시금치는 안심해도 좋다.

• 시금치＋두부 = 결석

시금치의 옥살산과 두부의 칼슘이 만나면 수산칼슘이 만들어지는데, 이는 불용성이라 흡수되지 않는다. 결과적으로 칼슘 섭취가 줄어들어 결석을 유발할 수 있다.

• 우유＋설탕 = 비타민B_1 손실

우유를 잘 못 먹는 이나 우유를 먹기 싫어하는 아이에게 설탕을 넣어주는 경우가 있다. 단맛이 나서 마시기엔 좋지만 비타민B_1 손실이 커진다. 당분을 많이 넣어 맛이 달착지근한 ○○○맛 우유나 당 코팅을 한 시리얼과 함께 먹는 경우도 마찬가지이다.

• 로열젤리＋매실 = 효능 약화

대장금은 수라간 최고상궁을 가리는 자리에서 나온 경연 과제 '먹지 못하는 것으로 서민들이 먹을 반찬을 만들라'에 대한 답으로 매실장아찌를 내놓는다. 매실은 신맛이 강해 그냥 먹기는 힘들지만 장아찌를 담그거나 술을 담그거나 주스로 만들면 특유의 향 덕분에 맛이 좋아진다. 매실의 신맛은 구연산, 피크린산, 카테킨산 등 유기산이 많은 탓이다. 덕분에 피로회복, 설사, 변비에 효과적인 것은 물론 강한 산성이 유해 세균이 자라는 것을 억제해 식중독을 예방하거나 치료한다. 그러나 로열젤리와 매실을 함께 먹거나 섞어 먹으면 로열젤리의 활성물질이 산성의 영향을 받아 로열젤리 특유의 강장 효과가 사라진다. 물론 매실의 효능도 약화된다.

• 도라지＋돼지고기 ＝ 효능 손실

도라지에는 사포닌이 풍부해 예부터 기침, 가래, 천식 등 기관지 질환에 효과적이어서 기침이 심한 감기에는 배와 도라지를 달여 먹곤 했다. 그러나 돼지고기의 지방이 사포닌을 제거해 사포닌의 효능을 떨어뜨린다.

• 우엉＋조개류 ＝ 철분 손실

따로 먹으면 둘 다 몸에 좋은 식품이지만 함께 먹으면 우엉에 풍부한 섬유질이 조개류의 철분을 흡수해 체내에서 철분 흡수율이 떨어진다. 철분이 풍부한 음식은 칼슘이 풍부한 음식과 함께 먹는 것이 좋다.

질환별 주의해야 할 음식

• 만성신부전증/고혈압＋콩/녹즙

신장 기능이 안 좋은 만성신부전증 환자가 몸에 좋다고 두부, 두유, 콩 등

콩 음식을 많이 먹으면 혈중 칼륨 농도가 짙어지면서 고칼륨혈증으로 심장 부정맥까지 가져올 수 있다. 완전식품에 가까운 콩에는 다른 영양성분도 풍부하지만 특히 식물성 여성호르몬으로 알려진 이소플라본이 풍부해 당뇨 억제와 고혈압 예방에도 탁월한 효과를 발휘한다. 하지만 이미 고혈압 등으로 인해 신장 기능이 안 좋아진 경우는 칼륨을 소변으로 배출하지 못해 고칼륨혈증이 생길 수 있다. 칼륨을 비롯한 미네랄이 풍부한 녹즙도 마찬가지이다. 고칼륨혈증인 경우 갑자기 가슴이 두근거리거나 가슴에 통증이 올 수 있으며 심하게는 전신마비, 호흡 마비 등 응급 상황이 될 수 있다.

• 간 기능 저하+녹즙

녹즙은 해독작용을 한다고 알려졌지만 간 기능이 나쁜 이에겐 오히려 독이다. 농축된 액체를 몸에서 흡수하기까지 간이 해야 할 일이 많아 오히려 간 기능 수치를 악화시킬 수 있다. 그래서 특별한 이유 없이 간 기능 수치가 올라가는 환자가 있다면 의료진은 녹즙을 너무 많이 마시지는 않았는지 확인하기도 한다.

• 위염/위궤양+생마늘

항암 및 노화 방지 식품을 꼽아보면 마늘은 가히 최고봉이지만 위가 약하다면 오히려 마늘이 병을 덧나게 할 수 있다. 마늘의 매운맛을 내는 성분이 위 점막을 자극하기 때문. 따라서 위궤양이나 위출혈 등이 있다면 공복에 생마늘을 먹는 일은 금물. 위를 자극하는 것은 물론 혈액 응고를 막는 기능을 해 위궤양이나 위출혈, 수술 후 등 출혈 위험이 있는 경우 지혈을 늦춰 역효과를 낼 수 있기 때문이다. 그러나 같은 이유 때문에 고지혈증, 고콜레스테롤혈증이나 심장병과 뇌경색 예방에는 좋은 식품이므로 아주 피할 필요는 없다. 다만 위를 자극하지 않도록 익혀서 먹는다면 많이 먹어도 상관없다.

• 고콜레스테롤+장어

몸이 허한 이나 수술 후 환자들이 즐겨 찾는 보신 음식인 장어는 단백질 함량이 높고 고칼로리여서 체력을 급속히 회복하는 데 좋다. 하지만 과다한 지방질이 혈중 콜레스테롤 수치를 높여 협심증 등을 악화시킬 수 있다. 담석증도 생기거나 심해질 수 있다. 보통 지방은 간으로 흡수되어 쓸개(담낭)를 거쳐서 신진대사가 되는데, 장어에는 콜레스테롤이 많으므로 지방 대사과정에서 담즙을 더 많이 만들어내게 하므로 이 과정에서 담석이 생길 수 있다.

• 당뇨+과일

과일의 단맛도 당분 때문이다. 과일에는 과당 성분이 많아 혈당을 즉시 올리기 때문에 식후에 과일을 너무 많이 먹으면 혈당 조절이 어려워질 수 있다.

주방에서 항암효과를 높이는 법

- • 돼지고기 요리엔 마늘과 부추를 곁들일 것. 함께 먹으면 비타민B₁ 흡수율도 높아지고 체내에서도 활성화되어 피로 회복과 면역력 증강에 효과적이다.
- • 비타민C가 풍부한 채소는 삶는 것보다는 찌거나 볶아야 비타민C 손실을 줄일 수 있다.

- 흔히 전자파와 환경호르몬 때문에 전자레인지 사용을 꺼리지만, 잘 사용하면 오히려 도움이 된다. 채소를 조리할 때는 수용성 비타민인 비타민C 손실을 줄일 수 있고, 기름을 쓰지 않고도 육류나 어류를 조리할 수 있다는 장점도 있다. 단, 유리 그릇이나 도자기 그릇을 사용해야 용기에서 환경호르몬이 녹아나오는 것을 막을 수 있다. 또한 전자레인지를 사용하는 동안에는 전자레인지에서 비켜나 있어야 전자파로부터 안전할 수 있다.

- 등푸른생선을 조리할 때 참기름을 이용하면 DHA와 EPA가 산화되는 것을 막을 수 있다.

- 토마토는 가열해서 먹는 것이 리코펜 흡수에 더 유리하다. 파스타소스로 이용하거나, 동남아 요리처럼 조림에 넣는 것도 추천할 만한 방법이다.

- 양파는 어떤 요리에 곁들여도 어울리는 항암식품이다. 양파를 익히면 단맛이 나므로 찌개나 조림, 볶음, 전골 등 어떤 요리의 재료로 사용해도 훌륭하다.

- 채소나 과일은 색이 짙은 것일수록 베타카로틴이나 안토시아닌 등 항산화물질이 풍부하다. 색이 진한 채소인 호박, 파프리카, 시금치, 브로콜리나 케일, 토마토 등을 즐겨 먹는 습관을 기르자.

- 무순이나 브로콜리순 같은 새싹에는 각종 비타민과 미네랄, 항산화 성분 등 식물의 성장에 필요한 영양성분들이 농축되어 있으므로 샐러드나 비빔밥 등으로 자주 이용하면 좋다.

- 마늘, 생강, 고추, 허브, 후추, 카레, 식초 등 향신료를 적극 활용하면 음식의 맛도 좋아지지만 소금과 기름 사용량도 줄일 수 있고 향신료가 가진 항산화물질도 섭취할 수 있어 일석이조이다.

3

양날의 칼,
초콜릿

　영화 〈초콜릿〉, 당뇨병을 앓으면서도 그 속에 인생의 비밀이라도 숨어 있는 듯 초콜릿의 달콤 쌉싸래한 맛을 탐닉하던 아르망디 할머니는 비엔에게 자신의 생일파티를 부탁한다. 그리고 비엔 모녀, 비엔의 초콜릿 가게에 알게 모르게 드나드는 사람들이 모인 생일파티에서 아르망디 할머니는 행복하게 죽음을 맞이한다. 파티의 메뉴는 온통 초콜릿 일색, 애피타이저부터 메인 요리, 디저트에 이르기까지 모두 아르망디 여사가 특별 요청한 초콜릿 요리였다.

　당뇨 치료를 하지 않는 상태에서 초콜릿처럼 열량이 높은 음식을 과식하면 혈당이 조절되지 않아 쇼크가 온다. 당뇨병 환자가 초콜릿 같은 고혈당

식품을 꾸준히 과식하면 망막증이나 신부전증, 족부괴저 등 치명적인 당뇨 합병증으로 이어지기도 한다. 이처럼 달콤한 초콜릿은 당뇨병에는 치명적이지만, 반대로 그 달콤함 때문에 당뇨병 환자들의 필수품이기도 하다. 저혈당 상태일 때는 초콜릿 한 쪽만 먹어도 혈당을 빠른 시간 안에 정상으로 되돌려주기 때문이다. 피로가 쌓이거나 수험생 등 머리를 많이 써서 생긴 두통에도 초콜릿이 약이다. 단순당이 빠르게 뇌에 에너지를 공급하기 때문이다. 그러나 앞에서도 언급했듯 혈액 속에서 당분이 에너지로 바뀔 때 마음을 안정시키는 칼슘이나 마그네슘 등 미네랄을 대량으로 소비해 혈액을 산성화시킨다. 그래서 성격이 공격적으로 변하기도 하고, 의타심이 강해지기도 한다. 달콤함은 초콜릿에 있어 양날의 칼인 셈이다.

초콜릿은 열량이 높다. 달콤하고 부드러운 맛을 내기 위해 설탕, 유당 등을 듬뿍 넣은 탓이다. 한때 다크초콜릿은 살이 찌지 않는다며 열풍이었던 적이 있는데, 실제로 초콜릿의 원료인 순수한 카카오는 살이 빠지는 데 도움이 된다. 카카오의 테오브로민 성분이 각성제와 흥분제로 작용해 신진대사를 활발하게 하기 때문이다. 또한 플라보노이드가 혈소판이 뭉치는 것을 막아 줘 심장과 혈관을 보호하고, 폴리페놀은 혈압을 낮추고 노화 방지에도 도움이 된다. 그래서 초콜릿의 원산지인 남미에서는 카카오가 약용으로 쓰이기도 한다.

그러나 우리가 먹는 초콜릿은 이와는 전혀 다르다. 초콜릿의 원료인 카카오매스(카카오 콩을 발효시켜 볶은 가루)와 카카오버터, 카카오가루에 설탕, 분유, 버터, 유지 등을 듬뿍 넣어 만든 가공식품이다. 이 중 몸에 좋은 테오브로민 성분이 들어 있는 것은 카카오매스와 카카오버터이다. 그런데 케이크 등을 장식하는 화이트초콜릿에는 코코아매스나 코코아파우더는 거의 없고 코코아버터만 20% 정도를 차지한다. 나머지는 당류와 유제품, 각종 첨가물 일색. 코코아버터는 버터, 즉 지방이므로 1g에 9kcal의 에너지를 낸다. 항산화 효과는 기대하기 어려운, 그저 고열량 고당분 식품일 뿐인 것이다.

일반 초콜릿 역시 항산화 효과를 기대하기 어려운 것은 마찬가지이다. 보통 원재료 함량이 50%만 넘어가도 다크초콜릿이라고 하는데, 이 중에는 카카오버터가 차지하는 비중도 크므로 과연 테오브로민과 플라보노이드가 얼마나 들어 있는지는 생각해볼 문제이다. 특히 아이들이 즐기는 달콤하고 부드러운 밀크초콜릿, 여기에 땅콩이나 아몬드 같은 견과류나 캐러멜을 넣은 초콜릿바, 달콤하고 바삭한 당의정을 씌우고 알록달록한 색을 입힌 새알 초콜릿은 생각해보아야 할 문제가 한두 가지가 아니다. 첨가물이 많아질수록 열량이 높아지는 것은 기본, 견과류의 신선도**오래된 견과류에서는 간암의 강력한 발암 원인인 아플라톡신 곰팡이가 피기 쉽다**, 사탕에서 제기한 색소 문제도 생각해봐야 하는 것이다. 커피 편에서 다시 설명하겠지만 카페인도 만만찮은 문제이다. 그러니 아이가 특별한 이유도 없이 잠을 못 자거나 잠이 안 온다고 한다면 초콜릿에 들어 있는 카페인의 영향을 고려해야 한다.

다크초콜릿이라고 문제가 없는 것은 아니다. 다크초콜릿은 열량이 낮고 테오브로민이 신진대사를 활발하게 해 다이어트에 효과적이라고 알려졌다. 그러나 다크초콜릿이 오히려 일반 초콜릿보다 열량이 높다. 일반 초콜릿이 45g 기준으로 200kcal인 반면, 카카오 99%를 함유한 진짜 다크초콜릿 45g은 290kcal이다. 카카오 함량이 높은 다크초콜릿일수록 당분과 다른 첨가물을 줄인 대신 카카오버터 즉, 지방 함량이 더 많기 때문이다. 일반적인 판형 초콜릿이 45~50g이니, 이 초콜릿 하나만 다 먹어도 우동 한 그릇, 밥 한 공기 분량은 뚝딱 해치우는 셈이다.

다크초콜릿이 식욕을 저하시킨다는 것 역시 맹점이 있다. 다크초콜릿 50g을 식전이나 배고플 때 먹으면 식욕을 저하시키는 렙틴 호르몬이 나온다는 연구 결과가 있는데, 초콜릿 열량만 벌써 300kcal이다. 그러니 다크초콜릿을 먹으면서 다이어트를 하려면 정상적인 끼니에서 섭취 열량을 낮춰야 한다. 성인 여성의 1일 섭취 열량이 일반적으로 2,000kcal이니까 다크초콜릿으로 섭취하는 열량 900kcal(300kcal×3)를 빼면 식사로 섭취할 수 있는 열량은 1,100kcal, 즉 한 끼에 약 400kcal에 불과하다. 밥과 김치만 먹으면 이 정도 열량을 맞출 수 있을 것이다. 그러나 이렇게 먹는 것은 가까스로 현 체중을 유지할 뿐, 살을 빼려면 초콜릿의 식욕 저하 효과가 나타나야 한다. 즉 이보다도 더 적은 열량을 섭취해야 하는 것이다. 결론은 먹을 수 있는 게 거의 없는 셈. 그렇다고 다크초콜릿만 먹으면서 살을 뺄 수도 없다. 원푸드 다이어트의 해악은 둘째로 치더라도, 다크초콜릿에는 알려진 대로 테오브로민과 플라보노이드, 각종 미네랄 등 몸에 좋은 성분이 많긴 하지만 단백질이 너무 부족하다. 결과적으로 근육이 빠지면서 기초대사량이 낮은 체질, 즉 살찌기 쉬운 몸으로 바뀌게 된다.

길티 플레저 guilty pleasure를 헬시 플레저 healthy pleasure로 바꾸는 법

무슨 일을 하든, 어떤 음식을 먹든 가장 중요한 것은 어떤 마음가짐으로 하느냐이다. 예를 들어 초콜릿의 테오브로민도, 커피의 카페인도 많이 먹으면 좋을 게 없지만 조금씩 먹는 것은 건강에도 오히려 도움이 된다. 소량의 커피나 초콜릿이 세로토닌 수치를 높여 뇌를 활성화시키기 때문이다. 기호식품을 건강에도 도움이 되는 식품으로 바꾸려면 먹는 양과 시간에 주의하는 것이 핵심이다. 커피나 초콜릿은 아무리 소량이더라도 늦은 오후에 먹는다면 숙면에 영향을 미칠 수 있다. 한편, 운동 전 커피를 약간 마시는 것은 지방 분해에 도움이 되지만 초콜릿처럼 단것을 먹으면 오히려 더 심하게 피로를 느끼게 할 수 있다.

또 하나 주의할 점은, 기왕이면 최고의 제품을 선택해 즐기면서 먹고 마시라는 점이다. 하면 안 된다는 생각은 욕망을 점점 더 키울 것이고 이는 갈망을 더 키울 뿐이다. 기왕이면 최고의 초콜릿을 선택해 천천히 음미하면서 먹도록 하고, 훌륭한 향을 가진 커피를 선택해 향을 즐기면서 여유 있게 마신다면 만족감이 훨씬 더 높아질 것이다. 가격이 좀 더 비싼 대신 즐기면서 적게 먹는 방법을 택하는 것이다. 천하제일의 보약도 먹으면서 안달복달한다면 좋은 효과를 기대할 수 없지만, 영양 면에서 보통인 식품이라도 즐겁고 맛있게 먹는다면 몸은 그 음식을 달게 받아들일 것이다.

4

나무에 달린 석유, 커피

커피는 나무에 달린 석유이다. 커피는 석유 다음으로 부가가치가 높은 무역품목으로 연간 판매액만 800억 달러에 이른다. 커피에 대한 의견이 찬반으로 팽팽하게 갈린다는 점도 석유와 비슷하다. 에너지, 즉 힘을 낸다는 것도 공통점이다. 커피의 어원인 '카파Kaffa'라는 단어는 에티오피아의 지명이기도 하지만 '힘'을 뜻하기도 한다. 커피가 석유처럼 직접적인 동력이 되는 것은 아니지만, 커피를 마시면 신진대사와 호흡이 빨라지므로 피로가 풀리고 머리가 맑아지면서 집중이 잘된다. 몸의 반응속도도 빨라져 운동선수의 경기력과 민첩성, 지구력을 향상시킨다. 일시적으로 술이 깨는 효과도 있다. 그러나 사실은 그런 느낌을 뇌에 전해 그렇게 일시적으로 능력을 향상시키는 것뿐이다. 거짓 효과인 셈.

그렇다고 커피가 아무런 효용이 없는 것은 아니다. 커피가 나쁘다는 일반적인 인식과는 달리 의료계에선 커피가 건강에 유익하다는 연구 결과가 꾸준히 발표되고 있다. 혈관을 확장하고 혈류량을 늘리므로 혈액순환도 개선된다. 장운동을 촉진해 변비에 이롭고, 기관지 천식 환자가 카페인을 섭취하면 기관지가 이완돼 천식 증상이 호전된다. 간암을 방지하고, 노화로 인한 인지능력 저하 및 기억력 감퇴를 억제해 치매와 파킨슨병을 예방한다. 혈관에 염증이 생기거나 혈관 내피의 기능장애를 막아 심장병 발병률을 낮추고, 혈당을 낮춰 당뇨병 위험을 줄여주는 등 광범위하게 긍정적인 영향을 미친다.

사실 커피는 처음부터 약으로 사용됐다. 초창기에는 이슬람 수도사들이 철야 기도를 할 때 커피의 힘을 빌려 집중력을 높이고 정신을 고양시키며 잠을 쫓고 식욕도 억제했다. 유럽에 소개될 초창기에는 거의 만병통치약처럼 소개되기도 했다. 물론 이는 코코아초콜릿나 담배, 후추 등 처음 소개되는 식품이 늘 겪는 현상이긴 했다. 커피에 들어 있는 폴리페놀, 특히 클로로겐산 등이 항산화 작용을 하기 때문이다. 지금도 여전히 카페인은 전 세계에서 가장 인기 있는 약물이다. 탄산음료와 커피 외에도 1천 종 이상의 특허약품에 카페인이 포함되어 있다.

앞에서도 잠시 언급했듯 카페인산은 발암물질이 맞다. 카페인은 알카로이드질소를 포함한 유기화합물의 일종으로 중추신경계를 자극해 각성작용을 하긴 하지만, 동시에 두통이나 홍분, 불면, 중독을 유발하고 철분 흡수를 방해하며 심장을 빠르게 뛰게 해 혈압을 높이거나 맥박이 정상보다 빨라져 부정맥이나 심근경색이 악화되거나 초래된다. 혈압이 일시적으로 올라가기도 한다. 지나친 카페인은 위장관을 자극해 위산을 과다 분비하게 하거나 위·십이지장의 궤양이나 염증을 유발할 수 있다. 또한 카페인은 이뇨작용을 해 피부를 건조하게 만드는 주범이기도 하다. 특히 어린이들이 카페인을 지나치게 섭취하면 신경질적이고 난폭한 성향을 띨 수 있고 골다공증의 위험도 높아진다.

 일부 여성에게선 유방통이나 유방낭종을 유발하기도 한다. 또한 생리 전에 유방이 지나치게 단단해지거나 유방통이 생기는 등 생리 전 증후군PMS이 있는 경우에도 카페인을 피하는 것이 바람직하다. 따라서 불면증이나 불안장애, 심장병부정맥, 과민성 방광, 소화기 장애나 염증이 있거나 뼈가 약한 사람은 커피를 마시지 말아야 한다. 임산부가 카페인을 하루 300mg 이상 섭취하면 자궁으로 가는 혈류량이 줄어 저체중아 출산 위험이 높아지고 태아가 빈혈에 걸릴 수도 있다. 카페인의 이뇨작용이 칼슘과 철분 흡수를 방해해 어린이나 청소년의 경우 성장에 영향을 미칠 수 있다.

 물론 카페인의 영향은 사람마다 다르게 나타난다. 어떤 사람은 커피 한 잔은 물론 콜라 한 모금만 마셔도 심장이 두근거리고 밤잠을 설치는가 하면, 어떤 이는 다 저녁 때 에스프레소를 마시고도 숙면을 취한다. 디카페인 커피를 마시고도 유방의 탄력이 변하거나 소변을 자주 누고 싶어 하는 여성도 있다. 카페인을 분해하는 능력이 천차만별이기 때문이다. 자신이 카페인에 민감하다고 느낀다면 피하면 될 터. 문제는 어린아이들이다. 아이가 이유 없이 밤잠을 못 자는 날이 계속되거나 까탈스러워진다면 평소 콜라나 초콜릿을 자주 먹진 않는지 확인해볼 일이다. 어린이는 카페인 100mg, 커피믹스

한 잔이면 카페인중독증caffeinism에 걸릴 수 있다. 청소년은 200mg2잔, 카페인에 민감한 성인이라면 300mg3잔이 기준이다. 참고로 미국정신의학회는 하루 카페인 섭취량이 250mg 이상이면서 수면장애, 잦은 소변, 가슴 두근거림, 위장장애, 안절부절, 지칠 줄 모름, 근육 경련, 신경과민, 흥분, 산만, 안면홍조 중 5가지 이상에 해당되면 카페인중독으로 진단한다.

그렇다면 카페인을 뺀 커피를 마시면 되지 않을까? 하지만 디카페인 커피가 건강에 더 좋다고 단정 지을 수는 없다. 일반 커피는 생두를 그냥 볶아서 만들면 되지만, 디카페인 커피는 물과 수증기, 용해제솔벤트를 사용해 생두에서 카페인을 제거한 후 수증기로 용해제를 모두 씻어내고 생두를 다시 말려서 볶는다. 이 과정에서 맛과 향을 조금씩 잃는다. 완성된 커피에 용해제 성분이 남아 있지는 않다 하더라도 커피에 분명 영향을 미친 셈이다.

커피는 좋지만 카페인이 부담스럽다면 카페인 함량이 낮은 커피를 고르면 된다. 카페인 함량은 커피나무의 종자와 재배지의 기후 환경, 생두 가공법에 따라 달라지는데, 통상 높은 지역에서 생산돼아라비카종 진하게 볶아 빨리 추출한 커피가 카페인 함량이 가장 적다. 강하게 볶을수록 카페인 함량이 줄어들며, 커피 추출시간이 빠를수록 카페인이 우러날 시간이 부족하다. 이 모든 조건을 충족하는 것은 뜻밖에도 에스프레소다. 에스프레소는 이태리어로 '빠르다'는 뜻인데, 그 이름처럼 에스프레소 추출에 걸리는 시간은 30초에 불과하다. 오히려 카페인 함량이 가장 높은 것은 인스턴트 커피이다. 통상 낮은 지역에서 재배되는 커피를 '로부스타', 해발 600~1,200m 사이의 높은 지대에서 자라는 커피를 '아라비카'라고 하는데, 아라비카는 주로 에스프레소나 드립 커피로, 로부스타는 인스턴트 커피용으로 사용한다. 카페인 함량을 비교해보면 아라비카는 한 잔당 약 50mg, 로부스타는 140mg까지 함유하고 있다. 커피 맛이 진하다고 카페인도 더 많이 든 것은 아닌 것이다. 카페인 함량이 많은 순으로 커피 종류를 나열하면 '인스턴트 커피 〉 드립 커피 〉 에스프레소' 순이다.

그러나 커피만 피하고 조심한다고 카페인을 피할 수 있는 것은 아니다. 다만 함유량이 다를 뿐 홍차와 녹차 등 차 종류는 카페인을 어느 정도씩은 갖고 있다. 커피나 차는 성인의 기호식품이다. 문제가 되는 것은 아이들도 즐기는 콜라나 초콜릿, 심지어 피로를 풀어주고 활력을 준다는 건강음료에도 카페인이 상당히 들어 있다는 점이다. 콜라 한 캔에는 22.5~25mg 정도, 판형 초콜릿 하나32g에는 약 20mg의 카페인이 들어 있다. 커피믹스 한 잔의 카페인 함유량이 50mg이니, 초콜릿 하나를 다 먹으면 커피 반 잔을 마시는 셈이다.

현대인에게 커피는 거의 필수품이다. 식사 후 커피 한 잔은 식후의 물 한 잔처럼 자연스럽다. 업무차 사람들을 만날 때도, 데이트를 할 때도, 나른한 오후에 졸음을 쫓을 때도 사람들은 커피를 마신다. 이성적이고 맑은 정신으로 일에 임해야 하는 현대인에게 제격인 음료인 것. 주경철서울대 서양사학과 교수도 커피가 근대 문화와 깊은 관련이 있다고 이야기한다. 아침부터 맥주나 와인을 즐기던 중세의 육체노동자나 공업자, 나른한 분위기를 풍기는 귀족들과 달리 근대의 정신노동자가 대부분인 도시 중산층 시민들이 주로 선택한 것은 커피라는 것.

이처럼 커피가 생활과 밀착되어 있어 끊기 어렵다면 무조건 피하는 것보다 장단점을 아는 것이 중요하다. 사실 커피에서 정말 나쁜 것은 카페인이 아니라 당분과 크림, 시럽 등 커피를 맛있게 해주는 첨가물이다. 커피숍에 가면 커피 메뉴별 열량을 나열한 표를 볼 수 있는데, 아무것도 넣지 않은 아메리카노나 에스프레소는 0kcal이다. 하지만 카페라떼 한 잔은 평균 200kcal를 넘고, 커피믹스도 50~80kcal나 된다. 식후 입가심으로 마시는 커피 한 잔이 두둑한 아랫배의 주범일 수 있다는 것이다.

커피 한 잔에 뭐가 들었을까?

탄수화물	30~40%
지방과 기름	약 10%
단백질	11%
미네랄	4%
물	10~13%
알카로이드	0.8~2.5%
아로마	0.1%

5

아슬아슬한 애주와 중독의 경계, 술

 술 좋아하기로 유명한 천상병 시인은 '막걸리는 술이 아니고/밥이나 마찬가지다'라고 읊었다. 그가 술을, 그중에서도 특히 막걸리를 좋아한 탓만은 아니다. 막걸리 같은 곡주는 열량이나 영양 면에서 밥과 비교해도 손색이 없다. 그래서 옛날엔 곡기를 끊고 술만 마셔댄다 해도 건강이 그리 급격히 나빠지지 않았다. 이는 외국에서도 마찬가지라서 영국이나 독일에선 젖 먹이는 엄마들이 빵 대신 맥주를 마셨다고 한다. '마시는 빵 liquid bread'이란 별칭처럼 맥주는 말 그대로 식품이었던 것이다. 하지만 지금 밥 대신 술로 연명한다면 얼마 못 가 간이 치명적으로 상하고 말 것이다. 같은 알코올인데, 많이 마시면 취하는 것은 마찬가지인데 이렇게나 위상이 달라진 이유는 무엇일까? 옛날 옛적의 알코올과 지금의 알코올이 화학성분만 같을 뿐 완전히 다른 방식으로 만들어지기 때문이다.

옛날엔 집집마다 술을 빚곤 했다. 불과 몇십 년 전까지만 해도 명절이면 쌀, 보리, 조, 수수, 콩 등 곡물을 고슬고슬하게 쪄서 고두밥을 지은 후 누룩으로 발효시켰다가 맑게 거르거나 증류해서 빚은 술을 제사상에 올렸다. 이처럼 곡류나 과일을 발효시켜서 만들던 과거와 달리 요즘 술은 대부분 화학적으로 알코올을 뽑아낸다. 가장 대중적인 술인 소주를 예로 들어보자. 과거의 소주는 쌀과 수수 같은 곡류를 발효시킨 후 증류한 것이었다. 하지만 요즘 소주는 이 과정이 생략된다. 당밀사탕수수나 사탕무에서 설탕을 뽑고 남은 즙액이나 고구마를 발효시켜 순도 95% 이상의 에틸알코올이하 '에탄올'로 정제한 후 이를 다시 20% 안팎으로 물로 희석한 것이다. 이 에탄올은 병원에서 쓰는 소독약과 다를 바 없다. 농도가 높은 에탄올은 의료용 소독제나 약품이나 향수의 용매로 쓰이고, 농도가 낮은 것은 음료, 즉 술로 이용하는 것이다. 알코올과 함께 원재료인 곡류나 과일에 들어 있던 비타민과 미네랄, 효모 등이 고스란히 남아 있는 발효주와 달리 희석주에서는 영양성분을 기대할 수 없는 것이다.

게다가 여기에 합성첨가물까지 들어간다. 증류과정에서 특유의 향이 가미되던 증류주와 달리 희석주는 각종 감미료로 맛을 낸다. 단맛을 내기 위한 포도당, 물엿 등을 비롯해 MSG까지 주종에 따라 다양한 첨가물이 들어간다. 환원수를 사용해 목넘김이 부드럽다거나 대나무추출물 혹은 녹차추출물을 넣어 맛을 좋게 했다는 등 광고에 등장하는 천연첨가물 외에도 무수한 첨가물이 사용되는 것이다. 일반 소주가 독하기로는 비교도 안 되는 전통 소주보다 숙취가 훨씬 더 심한 데는 이런 이유가 숨어 있기 때문이다. 술이 빵을 대신하던 시절, 맥주나 포도주에 설탕을 넣는 자는 죄수용 칼을 채우고 호송 수레에 실어 사형대로 보내거나, 자신이 만든 술을 6쿼트약 4.54ℓ나 마시는 벌을 선고해 형벌 집행 도중 사망했다는 기록도 있다. 말 그대로 엄벌에 처한 것이다.

그러나 애주가에겐 사실 이런 이야기를 아무리 한다 해도 '소 귀에 경 읽기'일 것이다. 특히 주종 불문하고 알딸딸한 취한 상태를 즐기는 이들에겐 말이다. 이런 이들을 위해선 다른 조언이 필요할 터. 첫 번째 조언은 '애주'와 '중독'의 경계가 무엇이냐는 것이다. 일단 한 모금이라도 술을 입에 대면 끝장을 봐야 하는 사람, 술을 마시면 꼭 해장술이나 해장국을 찾는 사람, 주량이 계속 늘어나거나 술을 마시고 나면 죄책감이 드는 사람이라면 더 이상 '애주'라 하기 힘들다. 알코올중독이라는 것을 인정할 필요가 있다. 술꾼들은 대부분 영양상태가 엉망이기 쉽다. 따라서 술의 유혹에서 벗어나려면 평소 먹는 것을 면밀하게 파악하는 것도 도움이 된다. 그럴 여유가 없다면 최소한 단것을 줄이고 단백질과 비타민B군을 충분히 복용하는 것만으로도 술에 대한 욕망이 어느 정도는 줄어들 것이다. 알코올은 십이지장에서 비타민B군이 흡수되는 것을 방해하기 때문이다. 또한 간이 알코올을 해독할 때 비타민B와 C를 소모하게 된다. 따라서 애주가들은 비타민B군과 C를 매일 복용해야 한다. 한편 술을 마실 때 레몬을 짜서 레몬즙과 함께 마시는 것레몬+소주, 레몬+보드카등도 어느 정도 도움이 될 수 있다.

또한 최신 연구들은 술이 센 사람일수록, 어릴 때부터 술을 마신 사람일수록 알코올을 경계해야 한다고 밝히고 있다. 15세 이전에 술을 마시면 유전자가 손상돼 알코올 의존증으로 이어지기 쉽고, 술이 셀수록 젊을 때 술을 적게 마셨더라도 알코올중독으로 이어지기 쉽다는 것. 적당히 마신 술은 약이 될 수 있다. 스트레스 해소에도, 친목도모에도 도움이 되니 건강은 물론 인간관계에도 약인 셈이다. 그러나 애주를 넘어 중독 수준이 된다면 발효주든 화학주든 산삼이나 말벌집처럼 귀한 재료로 담근 약주든 소용이 없다. 독이 될 뿐이다.

6

발암물질을 말아 피우는 담배

유럽에 처음 소개될 당시, 담배는 초콜릿이나 커피가 그랬듯 만병통치약이었다. 실제로 아메리카 인디언이 피웠던 자연 상태의 담배에는 다양한 치유효과가 있었다고 한다. 그러나 지금 담배는 공공의 적이다. 간접흡연의 폐해 때문이다. 이제 흡연자들은 지정된 흡연 장소에서만 담배를 피울 수 있는데, 커피숍이나 공항 등에 마련된 흡연실은 냉난방을 이유로 거의 밀폐되다시피 해 흡연실이 아니라 오히려 담배를 피우지 말라는 무언의 압박처럼 보이기도 한다. 담배를 굳이 피우겠다면 적어도 이 정도 불편쯤은 감수하라고 죄책감도 유도하는 것처럼 보인다.

그럼에도 불구하고 흡연자들이 담배를 끊지 못하는 것은 바로 니코틴의 중독성 때문이다. 초조하거나 스트레스를 받을 때, 식후에 습관적으로 담배를 찾는 것, 연이어 줄담배를 피우게 하는 것은 바로 니코틴 때문이다. 니코틴은 흡연을 단순한 습관에 머물게 하지 않고 치명적인 뇌질환이자 중독질환으로 이끄는 장본인이기도 하다. 기분을 좋게 만드는 호르몬인 도파민의 분비를 왕성하게 하기 때문이다. 덕분에 니코틴의 중독성은 마약인 헤로인보다 더 강하다. 물론 부교감신경을 자극해 흥분을 가라앉힘으로써 스트레스를 해소한다는 긍정적인 작용을 하기도 한다. 하지만 긍정적인 작용의 이면도 알고 보면 뇌세포끼리 정보를 전달하는 것을 방해함으로써 진정제 역할을 하는 것일 뿐이다.

담배를 끊기 위해 니코틴 대체물질을 사용하는 것은 바로 니코틴의 중독성을 역이용한 것이다. 담배로 흡수되던 니코틴을 껌이나 패치로 대체해 니코틴이 뇌에 도달하는 시간을 조금씩 늦춤으로써 금단증상 없이 담배를 끊게 하는 것이다. 니코틴이 뇌에 흡수되는 순서는 담배수초내, 껌수분내, 패치수시간내 차례이기 때문이다.

니코틴 의존도를 알아보는 페거스트롬 설문조사 Fagerstrom Questionnaire

1. 잠에서 깨어난 후 얼마 만에 첫 담배를 피우십니까?
   5분 이내(3점)   6~30분(2점)   30~60분(1점)   60분 이후(0점)
2. 직장이나 극장과 같은 금연 장소에서 금연 욕구를 참는 것이 힘드십니까?
   예(1점)   아니오(0점)
3. 어떤 담배를 가장 포기하기 싫습니까?
   아침 첫 담배(1점)   그 외의 담배(0점)
4. 하루 몇 개비의 담배를 피웁니까?
   31개 이상(3점)   21~30개(2점)   11~20개(1점)   10개 이내(0점)

> 5. 하루의 나머지 시간보다 기상 후 첫 한 시간에 더 자주 담배를 피웁니까?
>   예(1점)   아니오(0점)
> 6. 아파서 하루 종일 누워 있는 날에도 담배를 피웁니까?
>   예(1점)   아니오(0점)
>
> 결과) 4점 미만 니코틴 낮은 상태   4~6점 중간 상태   7~10점 높은 상태

하지만 담배에서 위험한 것이 니코틴뿐인 것은 아니다. 담배연기 속에는 잘 알려진 타르와 일산화탄소를 비롯해 4천여 종의 화학물질이 들어 있는데, 그중 20여 종이 A급 발암물질이다. 그중에는 이타이이타이병의 원인이었던 중금속인 카드뮴, 발암물질인 니트로소아민, 눈물과 콧물을 쏙 빼는 최루탄에 사용되는 포름알데히드, 연탄가스 중독의 원인인 일산화탄소, 매니큐어나 페인트를 지울 때 사용하는 아세톤, 방부제나 방충제로 사용하는 나프탈렌, 치명적인 독성의 청산가리, 중독성을 부추긴다는 이유로 첨가되는 암모니아, 페놀과 부탄, 환경호르몬인 다이옥신 등 익숙한 이름의 독한 성분들이 수두룩하다. 이 외에도 담배의 맛과 향을 위해 다양한 물질이 사용되는데, 그중에는 설탕도 들어 있다. 설탕은 산성물질로, 담배연기가 산성일 때 흡입량이 더 많아진다. 또한 연초를 감싸고 있는 종이 또한 다양한 화학물질을 첨가하고 있다. 덕분에 담배로 인한 사망자는 화재, 자동차 사고, 마약, 살인, 에이즈로 인한 사망자를 전부 합한 것보다 더 많다.

담배가 나쁘다는 것은 삼척동자도 아는 사실이니 막연히 담배를 지탄만 할 것이 아니라 어떻게 나쁜지 구체적으로 살펴보자. 담뱃갑에 함유량이 표시되는 것은 니코틴과 타르이다. 담배 광고에서 '저低타르=순한 담배'임을 공공연히 강조할 정도니 타르의 위험성은 알 만하다. 니코틴이 중독성을 부

추긴다면 타르는 폐를 직접적으로 망가뜨린다. 담배꽁초를 보면 필터에 검게 찌든 물질을 볼 수 있는데 그것이 바로 타르이다. 필터뿐 아니라 손가락과 치아까지도 누렇게 물들이는 타르는 200종 이상의 화합물질로 이루어졌는데, 담배연기가 연소될 때 작은 입자로 변해 기관지나 폐로 들어간다. 이때 크기가 10㎛ 이상의 것은 가래를 통해 밖으로 배출되지만 1㎛ 전후인 것들은 60% 이상이 폐 속으로 들어가 배출되지 않는다. 덕분에 기관지 점막의 섬모상피세포와 폐포세포에 손상을 입혀 폐에 비정상 세포가 나타나게 한다. 일산화탄소 또한 만만치 않게 위험한 물질이다. 담배를 피우면서 혈관 사진을 찍어보면 손이나 발의 말초혈관이 사라지는 것을 볼 수 있다. 혈관을 수축시킨 탓. 게다가 혈액의 산소 운반능력도 현저하게 떨어뜨린다. 덕분에 노화가 빨라지고 피부도 일찍 거칠어지며, 장기간 담배를 피울 경우 손가락이나 발가락이 괴사되는 버거씨병(폐쇄성 혈전혈관염)과 같은 말초혈관장애를 일으키기도 한다.

담배연기를 한 번 들이마실 때 약 50cc가 폐 속으로 들어가는데, 이때 이산화탄소 전체와 니코틴의 90%, 타르의 70%가 몸속에 흡수된다. 물론 앞에서 열거한 다른 독성물질도 앞서거니 뒤서거니 하며 흡수된다. 덕분에 담배 한 개비를 피울 때마다 흡연자의 수명은 약 6분 정도 짧아진다. 개별 질병으로 살펴보면 폐암의 80~90%, 방광암의 40%, 심근경색증으로 인한 사망의 40%, 뇌혈관질환의 50%, 만성 폐쇄성폐질환의 85%가 흡연이 원인이다. 폐암뿐 아니라 담배는 모든 암의 3분의 1을 일으킨다. 고혈압, 고콜레스테롤혈증, 동맥경화, 관상동맥질환 등 중대질환의 주요 원인도 흡연이다.

담배를 많이 피우면 가래(객담 분비)가 느는데, 이는 나쁜 물질을 배출하기 위한 것이 아니라 기관지 섬모가 파괴되면서 객담 분비 점액세포가 증식한 탓이다. 면역기능도 떨어지고, 성 기능에도 직접적인 영향을 미친다. 남성의 발기능력의 관건은 혈액순환인데, 흡연은 말초혈관과 해면체의 평활근을 수축시켜 혈관을 수축시킨다. 이 모든 위험은 처음 담배를 접하는 나이가 어릴수록 높아진다. 오래전1989년 미국 의무총감의 보고서에 의하면 25세 이후 흡연을 시작한 경우 폐암으로 인한 사망률이 비흡연자의 2.5배이지만, 15세 이전 담배를 피우기 시작한 경우는 18.7배나 됐다. 뇌세포를 파괴해 기억력과 학습능력도 떨어뜨리고, 18세 이하에 담배를 피우면 유전인자에 영구적인 변형이 생겨 나중에 담배를 끊더라도 암 발생 위험은 그대로 지속된다. 흡연으로 인한 혈액순환장애는 성장판의 혈관도 더 좁아지게 만들고, 칼슘 흡수율도 떨어뜨려 키가 크는 것을 방해한다. 어린 나이에 담배를 피우는 것은 '루저'가 되는 지름길인 셈이다.

사회 전체가 흡연 습관을 몰아세워도 청소년들의 흡연율은 꾸준히 증가하고 있다. 오히려 처음 담배를 피우는 나이가 어려지는 추세이다. 아버지도 피우고, 선생님도 피우고, TV나 영화에서도 흡연 장면을 심심찮게 봐온 탓에 어리니까 피우지 말라고 하는 것이라고 생각할 뿐 흡연의 위험성에 대해 제대로 인지하지 못하기 때문이다. 그러나 청소년의 흡연은 곧 다른 일탈로 이어질 수 있다. 대부분의 청소년에게 흡연이나 음주는 첫 번째 일탈이다. 하지 말라는 것을 몰래 했는데도 들키지 않았다는 쾌감은 자칫 더 크고 위험한 일탈로 이어질 수도 있다.

그러나 담배가 지탄을 받는 진짜 이유는 바로 간접흡연의 폐해 때문이다. 간접흡연하는 연기의 85%는 담배 끝에서 바로 공중으로 퍼지는 생담배 연기부류연인데, 이는 흡연자가 빨아들이는 담배연기주류연보다 훨씬 더 독하다. 더 낮은 온도에서 타므로 불완전연소되어 타르, 벤조피렌, 톨루엔 등 발암물질이 더 많이 들어있는 데다 필터도 거치지 않기 때문이다. 덕분에 니코틴은 3배, 타르는 3.5배, 일산화탄소는 5배가 높다. 그래서 배우자가 흡연자인 경우 폐암 발생률이 30%, 심장병 발생률이 40% 더 높으며, 부모 중 흡연자가 있는 경우 아이에게 천식, 중이염 등이 발생할 확률도 6배나 더 높고, 평균 신장도 1cm가 낮다. 영아의 급성 호흡기질환 감염률도 5.7배나 높다.

간접흡연자가 담배의 피해를 줄이는 식습관

니코틴을 비롯한 담배의 독성물질이 우리 몸을 빠져나가는 데는 평균 사흘이 걸린다. 그러나 타르처럼 좀처럼 배출되지 않고 고스란히 몸에 남아 있는 독소도 많다. 담배의 독성물질을 100% 제거하는 방법은 없다. 다만 좀 더 빨리, 좀 더 많이 배출되도록 도움을 줄 수는 있다.

1. 매일 물 10잔 이상 마시기

물을 적게 마실수록 니코틴뿐만 아니라 몸속의 다른 노폐물도 더 진하게 쌓이게 된다. 따라서 비흡연자보다 2잔 이상 더 마시는 것이 좋다.

2. 토마토는 익혀 먹기

토마토의 구연산은 니코틴 해독에 도움을 주고, 리코펜은 폐암 예방에 효과적이다. 특히 흡연자들은 다른 비타민이나 항산화제를 먹어도 폐암 예방에 거의 도움이 안 되지만 리코펜은 흡연자의 폐암 예방에도 효과적이다. 리코펜은 토마토를 불에 익혀서 먹으면 7배나 증가한다.

3. 버섯은 국물까지 싹싹

어느 버섯에나 들어 있는 베타글루칸은 면역력을 키우고 간 기능을 지원해 니코틴으로 지친 몸의 신진대사를 도와준다. 베타글루칸은 수용성 물질이므로 버섯으로 조리한 음식은 꼭 국물까지 먹어야 한다.

4. 귤은 매일매일

담배 한 개비는 약 20mg의 비타민C를 파괴한다. 따라서 한 갑을 피우면 약 500mg의 비타민C가 파괴되는 셈이다. 비타민C와 수분이 풍부한 귤을 매일 3개 정도는 먹도록 한다.

5. 군것질 대신 샐러리

니코틴 제거와 담배로 인한 이산화탄소를 줄이는 데 도움을 준다.

6. 해초류는 애피타이저로

파래, 미역 같은 해초류에는 니코틴을 제거하고 간 기능을 도와주는 메틸메티오닌 성분이 풍부하다. 또한 미역이나 다시마의 미끌미끌한 성분인 알긴산은 발암물질을 몸 밖으로 빠르게 배출한다.

7. 등푸른생선은 일주일에 3번

고등어, 꽁치 등 등푸른생선에 풍부한 DHA와 EPA는 담배로 손상된 뇌세포와 혈관벽을 복구한다. 일주일에 3번 정도면 충분하다.

8. 기호식품은 줄일수록 이익

탄산음료, 카페인, 술을 줄인다. 이러한 음료들은 담배의 유혹을 더 세게 만든다.

내가 먹는 영양제가 무용지물?

> **들어가기 전에**

보다 건강하게, 보다 오래 살고 싶어서 챙겨 먹는 건강보조식품이 무용지물이라면? 오히려 몸을 공격하고 있다면? 남녀노소 누구나 즐기는 비타민부터 '임신하면', '갱년기가 찾아오면' 꼭 먹어야 한다는 특정 건강식품까지, 필자를 찾아오는 환자는 물론 독자 여러분, 아니 우리 국민 모두에게 묻고 싶다. 과연 제대로 먹고 있습니까?

건강보조식품을 약으로 인식하는 경우는 드물다. 그러나 전문 의약품이 아니라 할지라도 특정 효과를 지닌 건강보조식품도 몸에서는 약과 다름없는 기능을 한다. 잘 먹으면 건강에 이롭지만 잘못 먹으면 오히려 독이 될 수도 있는 것이다. 미국의 캘리포니아 대학교에서 1983년부터 2004년까지 사망자 5천만 명을 분석한 결과 1년에 1만 명이 약을 과다 복용하거나 잘못 복용해 사망한 것으로 나타났다. 국내 통계는 없지만 국내에서 발생한 부작용도 적진 않을 것이다. 각각의 약의 효능을 잘 알고 있더라도 약과 약이 만났을 때, 약과 음식이 만났을 때 어떤 영향을 미칠지 한번 생각해볼 필요가 있다. 특히 고혈압이나 당뇨병, 암 등 지병으로 매일 약을 먹어야 한다면 더더욱 주의가 필요하다.

《동의보감》을 비롯한 전통 의학의 기본은 약식동원藥食同原, 즉 음식과 약이 다르지 않으니 음식만 잘 먹어도 약이 될 수 있다는 것이다. 사실 대부분의 현대인에게 음식은 부족하지 않다. 이 책을 사서 볼 정도로 건강에 관심을 갖고 있는 독자라면 더더욱 그렇다. 음식뿐 아니라 약인 인삼 등을 샐러드나 절편으로 만들어 반찬이나 간식으로 즐기거나 홍삼액기스를 주스처럼 마실 정도로 오히려 약이 음식화되고 있다. 그럼에도 불구하고 현대인은 여전히 영양실조의 위험에 놓여 있다. 인스턴트나 가공식품 위주의 식생활을 하는 경우는 물론 채소나 채식 위주의 식생활을 한다 해도 마찬가지이다. 우리가 먹는 식품 자체에 천연 비타민과 미네랄은 부족하기 때문이다. 대부분의 채소와 과일은 현대사회의 시스템 자체가 비타민이나 미네랄을 충분히 섭취하기에 어려운 구조이다. 환경오염으로 땅이 오염되고 생산성을 높이기 위해 사용한 화학비료 탓에 지력이 떨어져서 채소나 과일의 영양가도 떨어지고 있다. 채소와 과일을 키워내는 흙의 미네랄이 부족하니 그 땅에서 자란 채소와 과일의 영양이 부족한 것은 당연하다.

미국 농무부 자료에 의하면 1975년에 비해 사과의 비타민A는 41%, 피망의 비타민C는 31%, 브로콜리의 칼슘과 비타민A는 50%, 갓냉이의 철분은 8% 감소했다고 한다. 칼슘이나 마그네슘 같은 미네랄은 80% 이상 줄었다. 게다가 농장에서 식탁까지 오는 동안 수많은 손과 기계를 거치면서 다시 비타민C는 평균 20%, 비타민B2는 평균 38% 감소한다. 우리나라 역시 사정은 크게 다르지 않을 터. 똑같이 먹어도 과거에 비해 식품에서 얻을 수 있는 영양성분은 훨씬 줄어든 셈이다.

우리 국민의 영양 수준은 과거에 비해 참 많이 발전했다. 단백질 섭취량도 늘고 영양보충제를 복용하는 국민들도 점차 늘어나고 있다. 하지만 여전히 칼슘은 73.8%가, 리보플라빈 비타민B2은 59.7%가, 비타민C는 49.9%가, 비타민A는 45.4%가 부족한 상태였다 2007년 국민건강조사 결과. 특히 영양성분 간의 불균형은 심각하다. 나트륨은 충분섭취량의 3배 이상을 섭취하는 반면, 칼슘은 권장섭취량의 63.4%, 칼륨은 58.6%만 섭취하는 것으로 드러났다. 나트륨은 많이, 칼슘과 칼륨은 적게 먹으면 몸이 붓고, 혈압이 올라가고, 골다공증도 생길 수 있으며, 집중력이 떨어진다.

영양보충제를 복용하는 사람들은 대부분 친지나 주위 사람의 권유로 복용한다고 한다. 남이 좋다면 따라 먹는 것이다. 그리고 잘 먹는 방법을 알아야 한다. 천하제일의 명약이라도 상극인 성분의 약이나 음식과 함께 먹는다면 오히려 독이 된다. 어떻게 먹을 때 효과가 없어지고, 어떻게 먹을 때 독이 되는지 알아야 한다. 모든 약에 대해 알 필요까진 없어도, 적어도 자신이 평소에 복용하는 약이나 늘 먹는 영양보충제에 대해선 알고 있는 것이 현명하다.

자신의 몸에 무엇이 넘치고 무엇이 부족한지 알아보려면 어떻게 해야 할까? 간단하다. 모발검사를 해보면 된다. 모발은 이미 우리 몸을 한 바퀴 돌고 소변을 통해 빠져나간 중금속이나 영양성분까지 고스란히 기록하고 있다. 마약 사건이 터지면 마약 복용 여부를 확인하기 위해 모발검사를 하는 것은 이 때문이다. 영양보충제를 가장 현명하게 보충하는 방법은 모발검사를 통해 자신의 몸에 무엇이 넘치고 무엇이 부족한지 확인한 후 넘치는 것은 배출하고 부족한 것은 채워주는 성분을 골라서 복용하는 것이다.

다만 좋다는 것을 무조건 채워 넣기 전에 비워내는 것이 중요하다. 나쁜 것으로 가득 찬 몸에 아무리 좋은 성분을 넣는다 한들 좋아질 리 만무하다. 가능한 화학첨가물이 덜 들어간 음식을 골라 먹고, 약도 몸에 꼭 필요한 성분을 골라 먹으라고 권하는 것은 몸 안에 나쁜 성분이 쌓이지 않도록 잘 비워낼 수 있는 환경을 만들기 위함이다.

현대인, 영양 결핍인가? 영양 과잉인가?

현대인의 영양상태는 어떤 것이 부족해서가 아니라 차고 넘쳐서 문제라는 우려의 목소리도 적지 않다. 굳이 영양제를 먹지 않더라도 칼슘을 강화한 과일주스나 영양강화 밀가루 등 특정 비타민이나 미네랄 성분을 강화한 식품들도 많기 때문이다. 과일주스나 두유는 집에서 만드는 것과는 달리 대부분 과일이나 콩을 짜서 압축한 원액을 다시 희석한 것이다. 이 과정에서 비타민과 미네랄이 파괴되므로 합성 비타민을 다시 첨가한다. 한편 비타민C는 강력한 항산화 효과 덕분에 방부제 대신 식품에 첨가되기도 한다. 사정이 이렇다 보니 비타민 과잉 역시 결핍만큼이나 염려해야 할 문제이기는 하다.

또한 먹을 것이 충분한 현대사회에서는 사실상 영양제가 필요하지 않다는 의견도 적지 않다. 이론적으로는 매일 하루 세 끼를 싱싱한 과일, 해조류, 고기, 생선, 잡곡으로 꼬박꼬박 챙겨서 먹고 술, 담배, 탄산음료, 카페인 등을 먹지 않으면 비타민을 보충할 필요는 거의 없다. 그러나 현대인 중 이렇게 이상적인 식단으로 식사를 할 수 있는 사람이 얼마나 될까? 바쁘게 돌아가는 현대인의 생활 자체가 올바른 식습관을 시도하기 힘든 구조이다. 그래서 별도로 자신의 몸 상태에 맞춰 필요한 성분을 보충해야 하는 것이다.

1

약을 독으로 만드는 복용법

뭉치면 살고 흩어지면 무용지물

비타민E + 비타민C

대부분의 비타민이 그렇듯 비타민E도 알파α, 베타β, 감마γ, 델타δ 토코페롤이 함께 작용해야지 특정 성분만 많아서는 강력한 항산화제로서 위용을 세우지 못한다. 또한 비타민E 형제가 모두 모였다 해도 비타민C의 도움을 받지 못하면 곧 힘을 잃고 만다. 비타민E가 활성산소나 지방산 분자에 대항해 항산화 작용을 하는 것은 활성산소나 지방산에 부족한 전자를 비타민E가 내주기 때문이다. 전자 하나를 잃고 손상된 비타민E를 채워주는 것이 바로 비타민C이다. 비타민C가 비타민E의 항산화제인 셈. 그런데 이 콤비가 막강한 항산화력을 발휘하려면 셀레늄과 아연의 도움도 필요하다.

비타민B군

우리 몸의 모든 신진대사에 관여하는 조효소의 기본인 비타민B군이 부족하면 신진대사 전체가 느려지고 스트레스의 공격에도 취약해진다. 티아민비타민B1, 리보플라빈비타민B2, 나이아신비타민B3, 판토텐산비타민B5, 피리독신비타민B6, 바이오틴비타민B7, 엽산비타민B9, 코발라민비타민B12까지 저마다 다른 기능을 하는 비타민B군은 소장에서 서로 흡수되는 것을 돕는다. 그래서 특정 비타민B만 복용한다면 함께 흡수돼야 할 다른 비타민B가 부족해져서 오히려 흡수가 잘 안 된다. 가장 좋은 방법은 비타민B군 복합체를 복용하는 것이다. 우리 몸에서 흡수하고 사용하기에 최적화된 비타민B군 복합체는 비타민B1, 비타민B2, 비타민B6의 양은 균형을 이루고 항스트레스 성분인 판토텐산, 엽산, 비타민B12 등을 함께 포함하고 있다.

비타민A + 지방

무적의 항암 성분으로 꼽히는 베타카로틴, 리코펜 등은 몸속에서 비타민A로 바뀌는 카로티노이드의 일종으로, 무려 650여 종에 달하는 다른 카로티노이드와 함께해야 제 힘을 발휘할 수 있다. 자연에서 온 식품에는 필요한 비타민과 미네랄이 골고루 들어 있지만, 보충제의 경우 특정 성분을 강화한 경우가 많으므로 어떤 성분을 갖고 있는지 살피는 것이 좋다.

비타민A가 풍부한 식품을 먹을 때는 날로 먹는 것보다는 익혀 먹는 것이, 기왕이면 기름으로 조리하는 것이 현명하다. 당근과 토마토, 빨간 파프리카 등 카로티노이드가 풍부한 채소를 아무리 많이 먹는다 한들 날것으로 먹으면 식이섬유와 함께 배설물을 통해 빠져나갈 뿐이다.

함께할수록 손해 나는 마이너스 효과

비타민B군/미네랄＋가공식품

비타민B군은 탄수화물과 단백질, 지방까지 모든 에너지 대사에 관여한다. 그래서 음식을 많이 먹을수록, 특히 달고 부드러운 가공식품을 많이 먹을수록 비타민B군이 고갈되기 쉽다. 달고 부드러운 가공식품에는 대부분 가장 작은 형태인 단순당이 많은데, 단순당은 몸속의 비타민B군을 소모시켜 쉽게 피곤하게 만든다. 비타민B군이 부족해지면 면역을 담당하는 T세포가 줄어들면서 면역기능도 떨어진다.

미네랄 역시 마찬가지이다. 가공식품에 단순당만큼이나 많이 든 것이 정제염, 즉 나트륨이다. 나트륨은 대사과정에서 함께 섭취한 미네랄은 물론 몸속 깊은 곳에 저장됐던 칼슘과 칼륨까지 빼앗는다.

비타민B군＋술

오랫동안 술을 마신 사람에게 나타나는 기억력 감퇴, 빈혈, 신경마비 등 대부분의 증상은 비타민B군 결핍증이라 해도 과언이 아니다. 술 때문에 비타민B군이 제대로 흡수되지 않은 탓이다. 특히 정신비타민이라고도 불리는 티아민비타민B1 결핍은 기억력과 판단력, 집중력을 떨어뜨리고, 알코올중독자의 우울증, 안면마비, 알코올성 말초신경병증의 원인을 제공한다. 또한 리보플라빈비타민B2과 피리독신비타민B6 부족은 빈혈을 부른다. 빈혈이 있는 알코올중독자의 25%가 피리독신 결핍일 정도. 알코올이 분해되면서 생기는 숙취물질인 아세트알데히드가 헤모글로빈 합성에 관여하는 피리독신이 흡수되지 못하고 그대로 소변으로 배설되도록 하기 때문이다.

엽산비타민B9 부족도 빈혈의 원인이다. 적혈구 생산의 핵심기지인 엽산이 음주 후 잦은 배뇨와 설사 때문에 흡수되지 못한 탓. 그래서 과음으로 인한 간질 환자의 절반은 적혈구의 엽산 농도가 현저하게 낮다. 술을 많이 마실수록 이런저런 질병에 걸릴 가능성이 더 높아지는 것은 비타민B군 같은 수용성 영양소 결핍과 결코 무관하지 않다. 가공식품을 안주 삼아 술을 마신다면 비타민B군은 점점 부족해질 것이다. 그러므로 술을 많이 마실수록, 가공식품을 많이 먹을수록 비타민을 더욱 신경 써서 섭취해야 한다.

비타민C＋담배

비타민C는 웬만한 발암물질에 맞서 항암작용을 하는 강력한 항산화물질이지만 스트레스만 받아도 파괴될 정도로 연약하기도 하다. 그러니 독하디독한 담배연기를 들이마시면 파괴되는 것이 당연하다. 담배 한 개비를 피울 때마다 백혈구 속의 비타민C가 적게는 25mg에서 많게는 75mg까지 파괴된다. 하루 한 갑을 피우는 사람은 최소 500mg, 최고 1,500mg의 비타민C가 파괴되는 셈이다. 비타민C가 부족하면 백혈구의 면역력도 떨어져 각종 질병 뿐만 아니라 암도 발생할 수 있고, 피부의 탄력 또한 떨어지며, 기미와 주근깨의 원인이 되기도 한다. 따라서 흡연자는 반드시 비타민C를 별도로 보충해주어야 한다.

함께 먹으면 무용지물

당뇨병 치료제＋종합비타민제/비타민B군

당뇨병 치료제와 비타민B군은 서로 반대작용을 한다. 당뇨병 치료를 위한 혈당강하제가 혈당을 낮추는 반면 비타민제 속의 나이아신(비타민B3)은 혈당 수치를 높이는 것. 따라서 이 둘을 함께 복용하는 경우 혈당강하제는 아무런 힘을 쓰지 못한다. 따라서 비타민은 식후 바로, 혈당강하제는 식사 30분 전이나 식후 30분에 복용하는 식으로 30분 이상의 간격을 두고 복용해야 한다.

신경안정제/멀미약＋비타민B군

신경안정제이자 멀미약이나 현기증 완화제에 사용되는 트랭퀼라이저는 비타민B의 흡수를 차단한다.

혈압강하제/L-도파 치료+피리독신 비타민B6

혈압강하제에 함유된 하이드랄라진은 피리독신 흡수를 방해해 소변으로 배설되게 한다. 한편 파킨슨병 치료를 위한 L-도파 치료를 받는 경우에는 피리독신이 치료를 방해한다. 피리독신은 L-도파 신경전달물질인 도파민의 전구물질의 효과를 완전히 무력화시킨다.

골다공증 치료제+칼슘보충제

폐경기 전후 여성들은 골다공증 예방을 위해 칼슘보충제를 복용하곤 하는데, 이미 골다공증 치료 중이라면 칼슘보충제를 함께 먹어봐야 소용이 없다. 골다공증 치료제로 가장 많이 쓰이는 약인 비스포스포네이트 계열의 치료제는 칼슘보충제와 함께 먹으면 주요 성분인 알렌드로네이트의 흡수율이 떨어진다. 따라서 부득이 같이 먹으려면 최소한 30분 간격을 두고 복용해야 한다. 골다공증 치료제는 아침 공복 상태에서 먹어야 하므로 이를 먼저 먹고 식후에 칼슘보충제를 복용하는 것이 좋다.

철분제+제산제

여성들에게 빈혈은 흔한 증상이다. 보통은 철분제를 한두 달 복용하면 혈중 헤모글로빈 수치가 정상으로 올라가고 6개월 정도 복용하면 몸속에 충분한 철분이 저장된다. 철분제는 빈속일 때 흡수가 가장 잘되므로 식사 한 시간 전에 복용하는 게 좋다. 그런데 이때 빈속에 약을 먹는 것이 부담스러워 속쓰림을 예방하겠다며 제산제와 함께 복용한다면 약을 먹으나마나이다. 제산제 성분 중 마그네슘이 철분이 흡수되는 것을 방해하기 때문이다.

피임약+비타민제

비타민은 조금만 먹어도 충분하지만 파괴되기도 쉬워서 유통과 조리 과정에서 손실되는 것은 물론 앞에서 살펴본 것처럼 스트레스를 받거나 가공식품이나 술, 담배를 즐기는 경우에도 쉽게 소진된다. 다른 약 때문에 파괴되거나 흡수가 안 되는 경우도 많다. 뒤에서 살펴볼 아스피린은 물론 피임약도 그렇다. 피임약과 같은 호르몬 계열의 치료제를 오랫동안 복용하면 비타민이 결핍되면서 우울증으로 진행될 수도 있다.

설사약/콜레스테롤 저하제/지방흡수 차단제+지용성 비타민 비타민A, D, E, K

비타민A는 물론 다른 지용성 비타민도 알뜰하게 흡수하려면 지방과 함께 조리해야 한다. 그런데 지방 흡수를 억제하고 차단하는 약은 지용성 비타민이 흡수되는 것까지 차단한다. 대표적인 것이 지방 흡수를 억제해 비만을 치료하는 제니칼이다. 지방 성분을 설사로 내보내면서 지용성 비타민도 함께 내보낸다. 설사약 중 석유류 제품이나 페놀프탈레인이 함유된 제품 역시 마찬가지. 콜레스테롤 저하제인 스타틴도 지방 흡수를 억제하려다 비타민의 체내 흡수까지 막는다.

소염제+비타민D

염증을 막아주는 코르티존을 장복長服하면 뼈가 부실해진다. 뼈에 칼슘이 흡수되려면 비타민D가 꼭 있어야 하는데 코르티존이 비타민D를 파괴해 이를 방해하기 때문이다.

와파린＋비타민K/코큐텐

와파린은 혈액이 굳는 것을 막아 혈액순환을 개선하고, 비타민K는 혈액을 응고시켜 상처를 굳게 하고 출혈을 억제한다. 두 약의 상반된 능력이 만나면 와파린의 효과가 떨어진다. 코큐텐도 마찬가지이다. 따라서 협심증이나 심근경색, 뇌일혈 예방을 위해 와파린을 복용하고 있다면 비타민K와 코큐텐 복용은 피해야 한다.

함께 먹으면 약이 아니라 독

아스피린＋비타민E

아스피린은 원래 열을 내리는 해열제이자 염증과 통증을 가라앉히는 소염진통제이지만 요즘은 심장병과 뇌졸중을 예방하기 위해 저용량 아스피린을 꾸준히 복용하는 경우가 더 많다. 아스피린이 혈소판 응집을 억제해 혈액을 묽게 만들어 심장병과 뇌졸중을 방지하기 때문이다. 그런데 비타민E도 같은 역할을 한다. 지혈작용을 하는 비타민K가 흡수되는 것과 나쁜 콜레스테롤이 산화하는 것을 막아 혈전이 생기지 않게 하는 것. 뿐만 아니라 오히려 뭉친 혈액은 풀어주고 혈관을 확장시켜 혈액순환이 잘되도록 한다. 덕분에 고혈압이나 심장병, 특히 허혈성 심장질환과 심장발작의 위험을 낮춘다.

하지만 저용량 아스피린을 복용하는 상태에서 비타민E까지 복용하고 있다면 지혈이 안 될 수 있으므로 둘 중 하나를 피해야 한다. 수술이 예정돼 있다면 수술 전후 2주 동안은 비타민E를 복용해서는 안 된다.

아스피린+비타민C

감기 예방과 치료에 비타민C만 한 것도 없다. 한편 감기 증상 완화를 위해 해열진통제로 아스피린을 쓰기도 한다. 그런데 아스피린은 비타민C를 소변으로 배출시킨다. 그래서 진통제 중에는 비타민C를 포함한 제품도 출시되고 있다. 위염이나 위궤양 등 위나 장에 출혈이 있는 경우 아스피린을 복용하면 혈액 응고를 억제하는 아스피린의 특징 덕분에 출혈이 멈추지 않거나 피를 토하게 할 수도 있다.

와파린+비타민E

아스피린이 심장질환 예방을 위해 사용된다면 와파린은 심장병이 있는 환자의 혈액순환 개선을 위해 사용된다. 아스피린과 마찬가지로 혈액이 굳는 것을 막아 협심증, 심근경색, 뇌일혈을 예방하는 효과가 있다. 그래서 아스피린과 비타민E를 함께 복용했을 때와 같은 문제가 생긴다. 와파린과 비타민E를 함께 복용하면 상처가 났을 때 출혈이 멎지 않거나 내출혈이 생길 가능성이 커진다. 따라서 이 둘을 함께 복용하는 것은 피해야 한다. 비타민E를 복용하면서 와파린 용량을 줄여나가는 것은 좋은 방법이다.

항생제+비타민K

출혈을 억제하는 비타민K를 만들어내는 것은 장내 세균이다. 그런데 트리메소프림, 설파메톡사졸, 네오마이신을 함유한 항생제는 이 세균을 해친다. 비타민K가 부족해지면 출혈이 잦아지고 멍이 잘 들며 상처가 쉽게 아물지 않게 된다.

항진균제+비타민E

비타민E는 항진균제인 그리세오풀빈과 만나면 효과도 강해지는데 동시에 두통, 가려움증, 입 마름 등 부작용의 위험도 높아진다. 때로는 혈액 구성 성분의 비율에도 영향을 미치거나, 아이들의 경우에는 생식기에 변화가 생기는 등 심각한 부작용이 생길 수도 있다.

콜레스테롤 저하제+나이아신 비타민B3

콜레스테롤 저하제와 비타민B3인 나이아신 영양제를 함께 복용하면 근육이 녹아내리는 횡문근변성 발생률이 증가한다.

> **우울증 치료제는 엽산과 함께**
>
> 약과 비타민이 만나면 대부분 효과를 무력화시키거나 오히려 독이 되기도 한다. 하지만 우울증 치료제인 플루오세틴은 엽산 비타민B12과 만나면 오히려 치료효과가 배가된다. 영국에서 우울증 환자 127명을 대상으로 엽산이 항우울제 플루오세틴에 미치는 영향을 실험한 결과, 플루오세틴과 엽산을 동시에 복용한 환자의 호전율은 90%이지만 플루오세틴만 복용한 환자의 호전율은 60%에 불과했다.

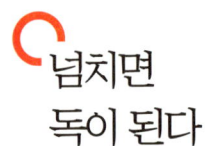
넘치면 독이 된다

비타민A

• **골다공증, 골절 위험 증가**: 스웨덴 의료진은 비타민A를 매일 1.5mg 1일 권장량은 1mg 이상 복용하면 대퇴골 경부의 골밀도가 10% 낮아져 고관절 골절 위험성은 2배로 높아진다는 연구 결과를 얻었다. 〈JAMA 미국의학협회저널〉에 2002년에 발표된 논문은 1980년부터 7만 2천여 명의 간호사들이 매일 비타민A 제품을 3mg 이상 복용한 결과 골다공증 발생률이 급격히 높아졌다고 밝혔다. 운동도 열심히 하고 칼슘과 비타민D를 충분히 섭취했음에도 불구하고 말이다. 다량의 비타민A는 칼슘 흡수를 돕는 비타민D와 정반대로 활동했기 때문이다.

• **흡연자의 폐암 유발**: 카로틴은 뛰어난 항산화제이지만 이는 흡연자의 폐암에서만큼은 예외다. 베타카로틴 정제를 복용하면 오히려 폐암이 생길 가능성이 높아진다. 핀란드에서 3천 명의 흡연자 중 매일 베타카로틴 20mg을 복용한 흡연자들을 추적했더니 폐암 발생률이 18%, 사망률이 8%씩 증가했다. 영국의 〈뉴잉글랜드 저널 오브 메디슨〉에는 1만 8,314명의 석면공과 흡연자에게 매일 베타카로틴 30mg과 비타민A 2만 5천IU를 제공하는 연구를 진행하다 폐렴 발생률 28%과 그로 인한 사망률 46%이 급증하여 예정보다 연구를 21개월이나 앞당겨 중단했다. 그렇다고 흡연자들에게 아주 방법이 없는 것은 아니다. 토마토의 풍부한 리코펜은 카로틴의 일종이긴 하지만 흡연자의 폐암 예방에도 효과적이므로 토마토를 충분히 먹거나 정제로 복용하는 것이 도움된다.

비타민C

• **세포 손상**: 감기에서부터 암까지 거의 모든 질병에 효과적인 비타민C도 이미 세포가 손상되기 시작했다면 소용이 없다. 비타민C가 오히려 세포 손상을 가속화할 수 있다. 그래서 미국암학회는 암 환자들에게 스스로 항산화제를 제어할 것을 권고하고 있다. 단, 동물실험에서 고용량_{사람에게는 12g 이상}의 비타민C는 암세포를 억제하는 데 효과가 있었다. 따라서 암 환자는 항산화제를 의사와 상의한 후에 복용해야 한다. 이때 한 가지 성분보다는 여러 가지 종류의 비타민이나 항산화제를 같이 복용하는 것이 더 좋다.

• **괴혈병**: 비타민C는 괴혈병 치료제이지만 임신 중에 비타민C를 과잉 섭취하면 오히려 아이에게 괴혈병이 생길 수 있다. 미국에서 갓 태어난 아기가 괴혈병에 걸린 사례가 있었는데, 역설적이게도 아기 엄마가 비타민C를 충분히 섭취했기 때문이었다. 쓰고 남은 비타민C는 배설물을 통해 몸 밖으로 내보내지게 마련인데, 임신 중 비타민C를 다량 복용하자 몸은 불필요한 비타민C를 소변을 통해 배출했고, 갓 태어난 아기는 엄마 뱃속에서 배운 대로 비타민C를 무조건 내보내는 바람에 비타민C 결핍증인 괴혈병에 걸린 것이다.

비타민D

• **칼슘 부족**: 비타민D는 칼슘을 뼈로 옮겨 쌓아서 칼슘이 뼈에 잘 흡수되도록 돕는다. 하지만 칼슘 흡수를 돕는 비타민D는 칼슘이 부족하면 칼슘 대신 스스로 **뼈**를 구성한다. 칼슘과 비타민D 섭취량이 균형을 이루면 착실한 조력자가 되지만, 비타민D는 많고 칼슘은 부족하다면 오히려 **뼈**를 약하게 만드는 것이다.

종합비타민제

• **전립선암**: 과유불급은 언제나 탈이 나게 마련이다. 아무리 몸에 좋은 비타민이라 해도 많이 지나치면 탈이 난다. 미국 국립암연구소가 남성 29만 5,344명을 대상으로 5년 동안 연구했더니, 지용성 비타민류를 포함해 일주일에 7개 이상의 종합비타민제를 매일 먹으면 전립선암 발생률이 그렇지 않은 경우보다 30% 높아진다는 결과가 나왔다.

• **사망 위험**: 지난해 덴마크 코펜하겐 대학병원은 비타민A와 E, 베타카로틴 등 항산화제 비타민제 등의 효과를 연구한 논문 중 학술적 가치가 높은 논문 47건 조사대상 인원 18만 938명을 분석했더니 비타민이 오히려 사망 위험을 높일 수 있다는 결론이 나왔다고 〈JAMA〉에 발표했다. 이 무시무시한 연구 결과는 전적으로 지용성 비타민 때문이다. 수용성 비타민은 몸에서 차고 넘치면 대소변으로 배설되지만 지용성 비타민은 몸에 고스란히 쌓여서 간 독성이나 출혈 등 부작용을 일으킨다. 덕분에 사망 위험률이 비타민A와 E, 베타카로틴을 모두 복용한 경우는 5%, 비타민A만 먹은 경우는 16%, 베타카로틴은 7%, 비타민E는 4%나 높아졌다. 이런 연구는 오래전에도 있었다. 1997년에는 〈란셋〉지에 심장발작을 겪은 남성 2천여 명을 세 그룹으로 나눠 각각 비타민E, 베타카로틴, 약효가 없는 플라시보 약을 복용케 했더니 심장질환으로 인한 사망률이 '베타카로틴 그룹〉 비타민E 그룹〉 플라시보 그룹' 순으로 나타났다는 연구 결과가 실렸다.

지용성 비타민은 복용을 중지해도 몸에 3달가량 남는다. 그러므로 노인이나 알코올중독, 콜레스테롤이 높은 사람들은 지용성 비타민이 함께 들어 있는 종합비타민제 복용에 보다 주의를 해야 한다.

■■ 비타민 권장량과 과다 복용 증상

	권장량	과다 증상	독성량
비타민A	700R.E(2,300IU)	-피부나 입술이 거칠어지고 갈라짐. -선천성 기형 -간독성, 골절	1,500R.E
비타민B	종류마다 다름	-화끈거림, 가려움증, 손발 저림, 감각의 이상 등	종류마다 다름
비타민C	120mg(흡연자, 음주자는 더 필요)	-설사나 복통 -신장결석, 부정맥, 통풍 등	2,000mg 이상 (개인차가 많음)
비타민D	10μg(400IU)	-식욕부진, 오심, 구토 등 -고칼슘혈증, 고칼슘뇨증 -신장과 심혈관계 손상	30μg
비타민E	10mg(15IU)	-출혈 등 혈액응고장애(수술 앞둔 경우 반드시 제한해야 함) -설사, 두통	800mg
비타민K	75μg	-신생아의 용혈성 빈혈 및 고빌리루빈혈증	주사: 분당 1mg 먹는 약: 확정 안 됨

철분제

• **심장질환, 암**: 흔히 어지러우면 빈혈을 의심하지만, 대부분의 어지럼증은 혈압이 낮은 탓이다. 특히 앉았다 일어날 때 핑 돌며 어지럽다면 기립성 저혈압일 가능성이 높다. 이처럼 빈혈이 아닌 경우에 어지럼증이 있다며 철분제를 복용했다간 심장질환이나 암이 생길 확률만 높아진다. 또한 철분이 혈액을 끈끈하게 만들어 심장질환 발생률을 높이는데, 특히 혈관이 약한 노인의 경우 협심증과 심근경색증 가능성이 더 커진다. 또한 지나치게 많은 철분은 활성산소를 더 발생시켜 우리 몸에 독소를 쌓이게 해 암 발생에도 취약하게 만든다.

> **영양제에도 첨가물이 들어 있다**
>
> 의약품과 영양제에도 다양한 첨가물이 들어간다. 먹기 쉽도록 정제·분말·드링크·캡슐 형태로 만드느라 첨가물을 넣기도 하고 흡수가 잘되게 하려고 착색제, 윤활제, 촉진제 등을 넣기도 한다. 윤활제는 약의 성분이 몸속에서 자유롭게 움직일 수 있게 해주고, 촉진제는 반응이 일어나는 속도를 증가시킨다. 보통 영양제는 매일 먹는다. 지병으로 약을 먹는 경우에도 함께 복용한다. 결과적으로 약을 통해 섭취하는 첨가물의 양도 늘어난다는 이야기이다.

간 기능을 망치는 지름길

한약

모든 한약은 원래 좋은 의약품이었다. 십여 년 전에는 필자나 필자의 자녀도 보약으로 한약을 지어 먹기도 했다. 아주 오래전부터 보약으로, 치료약으로 사용해 온 전통 의약품인 한약이 경계의 대상이 된 것은 재료의 출신지 탓이다. 한약의 원재료인 각각의 약초 자체는 좋은 효과를 지니고 있지만, 약초를 키우고 유통하는 환경이 좋지 못하다 보니 중금속에 오염된 경우가 많다. 매년 식약청에서는 경동시장을 비롯한 한약시장에서 한약재를 수거해 검사를 하곤 하는데, 중금속 검사 결과 90% 정도의 약재에서 중금속이 검출되곤 한다. 그중 일부에서는 심각할 정도로 오염된 약재가 발견되기도 한다.

보통 사람에게도 중금속이 농축된 한약이 좋을 리 없겠지만 해독작용을 하는 간이나 신장 기능이 떨어진 사람이 좋지 못한 재료로 지은 한약을 복용할 경우 치명적인 결과를 초래할 수도 있다. 필자의 환자 중 간경화로 필자에게 10년 이상 치료받다 경과가 아주 좋아진 환자가 있었다. 마침내 약도 끊고 6개월에 한 번씩 검사를 통해 경과만 확인해도 될 정도로 좋아져 환자와 보호자에게 축하의 인사를 건네며 의사로서 보람을 느끼기도 했다. 그런데 두 달 후, 그 환자의 부인이 찾아와 남편의 사망 소식을 전했다. 기왕 몸이 좋아진 김에 더 좋아지라고 한약을 복용했다가 갑자기 간 기능이 악화되어 급성 독성간염으로 사망했다고 한다.

한약재 중에는 간 기능 개선에 도움이 되는 것도 많다. 홍삼이나 헛개나무 같은 경우는 농축액은 물론 요구르트 등 기능성 음료로도 나올 만큼 효능을 인정받고 있다. 비타민을 챙겨 먹듯 필자도 즐겨 먹는 건강식품이기도 하다. 하지만 한약재도 약이므로 건강상태에 따라 맞지 않을 수도 있으므로 한약을 복용하는 중 몸이 더 피곤하다거나 이상 증상을 느낀다면 명현반응으로 여기지 말고 바로 병원을 찾아 검사해보는 것이 현명하다. 무엇보다 한약의 좋은 성분을 더 잘 흡수하기 위해서라도 원재료인 한약재를 어디에서 재배하고 어떻게 유통했는지를 확인하는 것이 중요하다.

상황버섯

모든 버섯이 면역력 증가에 효과적이지만, 특히 뽕나무에서 자생하는 상황버섯은 간 기능 개선에 효과적인 것으로 알려져 있다. 상황버섯의 효과는 과학적으로도 증명된 터라 건강한 사람이라면 상황버섯 달인 물을 하루에 1~2잔 정도 마시면 간 기능과 면역력이 좋아지면서 일상생활에서도 활기를 느낄 수 있다.

하지만 암 환자라면 이야기가 달라진다. 수술과 치료를 받는 동안 간 기능이 떨어진 상태에서 상황버섯을 장기 복용하거나 너무 진하게 달여 먹으면 오히려 간 기능 부전으로 사망에까지 이를 수도 있다. 필자에게 치료받던 간암 환자 중에도 상황버섯이 좋다는 얘기를 듣고 자신의 몸 상태는 생각지 않고 이를 복용하다가 사망한 환자가 적지 않았다. 암 환자, 특히 간암 환자라면 간 독성이 거의 없는 다른 버섯이 더 도움이 될 것이다. 마른 표고버섯을 달여 먹거나 양송이버섯이나 느타리버섯 등을 꾸준히 먹는 방법을 선택하는 것이 더 현명하다.

약, 줄여야 산다

- 우리나라 사람들은 대체로 약을 좋아하는 편이고, 잘 먹는 편이다. 더구나 나이가 들수록 먹어야 하는 약의 종류는 점점 늘어난다. 한두 가지 지병쯤은 달고 살게 되기 때문이다.
- 건강보험심사평가원 자료 2005년 기준에 의하면 노인 10명 중 8명이 관절염과 고혈압, 당뇨병 등 만성 질환 약을 먹고 있는데, 하루 평균 투약량은 평균 9.2알이다. 한 끼에 평균 3알씩, 1년이면 3,285알이나 되니 약만 먹어도 배부를 지경.
- 약이 본래 지닌 효과를 내려면 음식과 마찬가지로 소화와 대사 과정을 거쳐야 한다. 그런데 노화가 진행될수록 대사기능은 떨어지고 약을 많이 먹을수록 속은 쓰리며 부대낀다. 오랫동안 복용한 약 덕분에 간과 신장은 기능이 떨어져 있

- 기 십상. 아침에 복용한 약의 효과가 떨어지기도 전에 점심식사를 하고 또 약을 먹는다면 의지와는 상관없이 과량 복용한 상태가 될 수도 있다.
- 건강한 사람은 이런 정도는 큰 문제가 없지만 간과 신장에 병이 있는 경우라면 아주 치명적인 결과까지 초래할 수 있다. 그러므로 약의 복용량은 주치의와 상의하되, 평균적으로 50세 이상부터는 성인량의 10%, 70세 이상일 때는 일반 성인 복용량의 절반 정도로 약물을 줄여 복용하는 것이 좋다.

젊어지려다 오히려 살찐다

글루코사민

건강보조식품 중에는 중년을 넘기면 부쩍 더 관심이 가는 것도 있다. 관절에 좋다는 글루코사민도 그런 식품 중 하나이다. 관절을 튼튼하게 해주거나 연골 재생을 돕는 글루코사민의 효과가 알려지면서 한때 자식들이 외국에 나갔다 들어올 때면 부모님 선물로 꼭 챙겨야 하는 선물이 될 정도로 선풍적인 인기를 끌기도 했다. 그러나 글루코사민의 관절염 예방효과도 모두에게 나타나는 것은 아니다. 관절이나 연골이 아주 망가진 경우에는 거의 도움이 되지 않는다. 문제는 글루코사민의 관절염 예방효과만 드러났지 이 약의 다른 작용에 대해서는 거의 알려지지 않았다는 점이다.

글루코사민은 탄수화물처럼 일종의 당이다. 그래서 밥을 많이 먹으면 살이 찌고 혈당이 높아지듯 글루코사민도 한꺼번에 많이 먹거나 계속 복용하면 체중이 늘기도 하고, 당뇨병 환자의 경우 혈당 수치가 높아지기도 한다. 비만은 관절의 부담을 증가시켜 관절염 위험을 높이고 당뇨병은 혈액순환을 방해해 합병증으로 족부괴사를 부르기도 한다. 오히려 병을 더 얻을 수도 있는 것이다. 그러므로 당뇨병 환자나 체중 감량 중이라면 글루코사민을 복용할 때 주치의와 상의하에 정기적으로 당 검사를 하면서 복용하는 것이 현명하다.

달맞이꽃 종자유

달맞이꽃 종자유는 달맞이꽃의 씨앗에서 추출한 기름인 오메가-6 지방산으로 포화지방을 없애준다. 또한 식물성 여성호르몬인 이소플라본 성분이 풍부해 갱년기 여성에게는 안면홍조나 식은땀 같은 폐경기 증상을 완화해주고, 젊은 여성에게는 생리통이나 생리 전 증후군을 줄여주는 효과가 있다. 특히 평소 배를 따뜻하게 해주면서 달맞이꽃 종자유를 복용하면 상당한 효과를 볼 수 있다. 그래서 여성들에게 환영받는 식품이다.

하지만 아무리 좋다고는 해도 기름은 기름이다. 우선 열량이 높으므로 한꺼번에 많이 먹으면 살이 찔 수 있다. 불포화지방이긴 하지만 대사과정에서 산화지질이 생길 가능성도 무시할 수 없다. 특정 지방 성분을 계속 복용하면 산화지질이 생길 가능성이 높아지기 때문이다. 따라서 견과류나 DHA 같은 오메가-3 지방산이 풍부한 등푸른생선 등 다른 불포화지방산도 함께 복용해야 산화지질이 생기는 것을 막을 수 있다.

약은 꼭 밥 먹은 후 먹어야 한다?

병원에서 발급하는 투약처방전이나 약국에서 약을 담아주는 봉투에는 약 복용시간과 투약 횟수가 적혀 있다. 하지만 대부분의 환자들은 약을 '밥 먹고 먹는 것'이라고 생각한다. 하지만 약의 종류에 따라 공복에 먹어야 하는 것이 있는가 하면, 식사 중에 먹어야 하는 것, 식사 직후 또는 식후 30분 후에 먹는 약이 있다. 약의 흡수율이나 기능에 따라 복용시간이 다 다른 것이다. 혈액 중 약의 농도가 일정하게 유지돼야 치료효과가 있으므로 투약시간도 일정한 간격을 이루도록 처방한다.

그러나 약은 식후에 먹는 것이라는 편견 때문에 끼니를 거르면 아예 약을 먹지 않는 이들도 있다. 이처럼 처방 지시사항과는 상관없이 자의적으로 투약한다면 치료효과를 보기 어렵다. 특히, 고혈압 등 특정 질환은 약 기운이 떨어지면 병세가 악화되는 경우가 많아 끼니와 상관없이 항상 제시간에 약을 복용해야 한다. 반면, 당뇨병의 경우 식사를 잘 못할 때는 주치의와 상의해서 약의 양을 줄여야 한다. 익숙한 약, 늘 먹는 약이더라도 증세가 좋아졌다며 약을 나눠 먹거나 더 빨리 치료효과를 보겠다며 많이 먹는 등 자의적으로 투약하는 것은 치료를 오히려 방해할 뿐이다. 반드시 처방 지시사항에 따라야 치료효과가 제대로 나타난다.

2

영양제 똑똑하게 먹는 법

영양보충제를 먹고 있다고 답하는 사람도 보통은 시중에 나와 있는 종합영양제를 복용하는 것이 대부분인데 단순히 다양한 비타민/미네랄이 함유된 영양제로는 자신에게 필요한 성분을 모두 보충하기 어렵다는 사실을 기억해야 할 필요가 있다. 따라서, 모발검사를 통해 자신의 영양상태와 중금속 중독 상태를 정확히 파악한 후 그에 맞는 영양제를 복용하는 것이 가장 좋지만, 모두가 최고의 방법을 택할 수 있는 것은 아니다. 그런 때 차선책으로 선택할 수 있는 것이 자신에게 가장 적합한 영양보충제를 고르는 것. 이때 기준이 될 수 있는 것이 바로 '생애주기'이다. 먹는 음식도 생활방식도 저마다 다르다 해도 생애주기별로 공통되는 건강상의 문제나 특징이 있기 때문이다.

생애주기별 필요한 영양보충제의 양과 종류를 정리하자면 20대에는 2알, 30대에는 3알, 40대에는 4알, 50대 이후에는 5알의 영양제가 필요하다. 종합비타민(비타민B군)을 기본으로 나이 들수록, 10년 주기에 따라 1알의 영양보충제를 추가하는 것이다. 20대에는 종합비타민과 피로 회복과 노화 방지에 효과적인 비타민C를 복용한다. 비타민C는 스트레스에도, 담배연기 한 모금에도 쉽게 파괴된다. 한편, 피부 탄력을 유지하는 콜라겐의 원료가 되므로 고운 피부를 유지하는 데도 꼭 필요하다. 따라서 부족하지 않도록 늘 채워줄 필요가 있다. 본격적으로 노화가 시작되는 30대에는 여기에 항산화제 중 리코펜이나 코큐텐(코엔자임Q10)을 더한다. 리코펜은 토마토나 수박의 붉은 색소 물질로 폐암을 예방하는 등 강력한 항산화 작용을 한다. 코엔자임Q10이라고도 불리는 코큐텐은 노화 방지와 활력 충전 등의 효과가 있다.

40대가 되면 여기에 비타민E를 더한다. 나이 들수록 혈액순환 장애가 생기기 쉬운데, 비타민E는 항산화 작용은 물론 혈액순환을 원활하게 하는 효과도 있다. 50대 이상은 항산화제를 하나 더 추가해 리코펜과 코큐텐을 둘 다 복용하는 것이 도움된다. 물론 필요한 비타민과 미네랄을 복용하자면 이보다 훨씬 더 많다. 나이가 들수록 골다공증, 치매 등 예상 가능한 질병을 예방하기 위해 필요한 보충제의 목록은 늘어만 간다. 그러므로 필요한 성분이 적절하게 배합된 영양제가 있다면 그런 제품을 선택하는 것도 현명한 방법일 것이다.

이를 기본으로 생애주기별로 꼭 섭취해야 하는 기본적인 영양성분은 무엇인지 살펴보자. 다양한 종합비타민제 중 자신에게 맞는 제품을 선택하는

데 도움이 될 것이다.

청소년기 10대: 성장과 활력, 두뇌발달, 시력 보호

키가 크려면 뼈와 함께 근육과 세포까지 함께 성장해야 한다. 한창 공부할 시기인 청소년기에는 두뇌발달과 함께 시력을 보호하는 것도 중요하다.

① 성장과 활력
- 칼슘: 뼈의 성장과 두뇌의 기억력 증가를 위한 필수요소.
- 비타민D: 칼슘 흡수를 도움.
- 비타민K: 뼈 구성에 필요.
- 마그네슘: 뼈 성장을 지지, 두뇌의 집중력 향상을 위해서도 필요함.
- 엽산, 요오드, 아연: 세포 성장을 위한 아미노산과 핵산 합성에 필요함.
- 비타민C: 뼈와 백혈구의 구성성분.
- 비타민B: 활력에너지 강화.

② 두뇌
- 레시틴: 두뇌 인지질의 30%를 차지하는 구성요소.
- DHA: 두뇌와 망막의 구성성분이며 집중력과 기억력에 꼭 필요.
- 홍삼: 기억력 개선에 도움.

③ 눈
- 비타민A: 망막 및 시력 보호에 꼭 필요한 영양소.
- 빌베리: 눈의 피로 회복, 눈부심 및 충혈, 뻣뻣함 개선.

성인 남성20~40대: 간 보호와 피로회복, 면역력 향상, 스트레스 관리

인생의 가장 활기찬 시기인 성인기를 많은 성인 남성들이 과도한 스트레스로 술과 담배에 찌든 채 보낸다. 이에서 벗어나려면 간기능 개선, 면역기능 개선, 항산화 성분으로 몸을 충전할 필요가 있다.

① 간 기능 개선 및 피로회복
- 밀크 씨슬, 헛개나무 추출물: 간 기능 개선.
- 비타민B군: 피로 회복과 신진대사 활성화, 술로 소모된 비타민B군 보충.
- 타우린: 간의 해독작용을 도와 피로회복 도움 성분.

② 면역기능 개선
- 홍삼: 사포닌이 면역력 증가.
- 비타민C: 스트레스로 약해진 백혈구의 면역기능 강화와 활성산소 제거.
- 비타민D와 칼슘: 부족하면 면역기능 저하.

③ 스트레스 관리
- 테아닌: 뇌파 중 안정감을 느끼게 하는 알파파를 증가시켜 스트레스로 인한 긴장감 완화에 도움.
- 비타민C, E, 셀레늄: 스트레스로 약해진 백혈구의 면역기능 강화와 활성산소 제거.

성인 여성20~40대: 노화방지와 골다공증 예방, 피부건강, 빈혈 예방

여성은 20대 이후 코엔자임큐텐이 지속적 감소되어 탱탱함을 잃기 쉬우며, 임신과 출산은 더더욱 여성의 노화를 부추긴다. 출산 후 변화에 잘 적응할 수 있고, 젊음과 아름다움을 유지하며, 나이 들어 생길 수 있는 건강 문제를 예방하기 위해서는 미리 영양 균형도 맞추고 골밀도도 높일 필요가 있다.

① 노화 방지
- 항산화제: 활성산소를 제거하는 코엔자임Q10, 비타민C, 비타민E 등.
- 셀레늄: 활성산소에서 세포를 보호하며 면역력을 높임.
- 세라마이드: 표피의 수분보유력을 높여 잔주름 예방 및 건강한 피부결로 가꿈.
- 비타민B군: 에너지 생성과 탄수화물, 단백질, 엽산 대사를 도움.

② 골다공증 예방
- 칼슘, 마그네슘, 비타민D: 골밀도를 30대에 최고로 올려야 폐경기 골다공증 예방에 도움이 됨.

③ 빈혈 예방과 치료
- 엽산, 철분: 임신 전이나 출산 후의 빈혈 예방.

중년 남성50대 이상: **전립선 질환 예방, 활성산소 제거와 원기 회복, 혈액순환 관리**

본격적으로 노화와 치매 예방에 신경 써야 하는 나이이다. 노화의 원인이 되는 활성산소를 줄이면 성인병도 줄어든다. 서구화된 식습관으로 인해 급격히 증가하는 전립선 질환, 심혈관 질환 예방을 위한 대책도 마련해야 한다.

① 전립선 질환 예방

내 가족을 위협하는 밥상의 유혹

- 소팔메토: 남성호르몬을 조절해 소변 속도를 개선하는 전립선비대증 예방 성분.
- 토마토: 리코펜이 전립선 암과 폐암 예방.
- 호박씨: 셀레늄이 전립선 건강을 도모함.

② 활성산소 제거
- 비타민A, C, E, 리코펜: 치매나 건망증, 성인병의 원인이 되는 활성산소 제거.

③ 원기 회복 및 혈액순환 관리
- 홍삼과 비타민B군: 피로 회복에 도움.
- 아연: 성호르몬의 원료.
- 오메가-3: 혈액순환 개선 및 혈중 중성지질 개선.

중년 여성 50대 이상: 갱년기 극복과 골다공증 예방, 치매 예방, 피로 회복

중년 여성의 화두는 갱년기이다. 여성호르몬이 부족해지면서 여러 가지 증상이 나타나는데, 특히 골다공증과 우울증 예방에 신경 써야 한다. 몸이 피곤하면 갱년기 증상과 우울증이 더 심해질 수 있으므로 피로가 쌓이지 않도록 항산화 성분을 잘 섭취해야 한다. 남성보다 평균수명이 길므로 치매 없이 건강하게 살기 위한 노력도 필요하다.

① 갱년기 극복과 골다공증 예방
- 이소플라본: 식물성 여성호르몬으로, 호르몬 부족으로 인한 증상 완화와 칼슘을 뼈에 고정시키는 데에 도움을 줌.
- 칼슘과 비타민D: 부족한 칼슘의 보충과 흡수를 도움.

- 콜라겐: 피부 노화 개선.

② 건망증과 치매 예방
- 셀레늄과 아스타크산틴: 활성산소 제거와 두뇌의 노화 방지에 도움.
- 비타민C, E: 함께 사용하면 활성산소 제거와 치매의 원인이 될 수 있는 알루미늄의 체내 배출에 도움이 됨.

③ 피로 회복
- 엽산: 아미노산과 핵산의 합성에 필요한 물질로 피로 회복에도 중요함.
- 비타민B군: 체내 에너지 대사에 필요하며, B1은 피로 회복 비타민이라 불림.
- 마그네슘: 부족하면 근육경련, 불안증, 만성피로, 식은땀 등이 생김.

이럴 땐 이런 보충제가 꼭! 필요하다

- **식이장애에는 종합영양제**: 폭식증이나 거식증, 식욕부진증 등 식이장애가 있는 경우 비타민B군, 마그네슘, 아연, 크롬 결핍인 경우가 많다. 따라서 식이장애가 있거나 식이장애를 겪었다면 비타민과 미네랄을 고루 갖춘 종합영양제를 복용하는 것이 건강 유지에 도움이 된다. 마그네슘과 아연은 정서적인 안정은 물론 면역기능에도 아주 중요한 역할을 하므로 부족하지 않도록 신경 써서 섭취할 필요가 있다. 건강한 식습관을 갖고 있더라도 육체적인 활동이 많은 경우에도 마그네슘이 부족해질 수 있다.
- **면역력 증강에는 비타민C**: 비타민C는 스스로도 강력한 항산화 작용을 하지만, 다른 항산화제비타민A, 비타민E, 셀레늄, 베타카로틴 등도 몸의 면역기능을 향상시키

고 감염이나 암에서 벗어나는 데 도움을 주는 착한 비타민이다. 평소 꾸준히 복용하면 면역력 증강 및 암 예방에도 도움이 된다. 감기에 걸렸거나 술, 담배를 즐기거나 과로를 하는 경우에는 평소보다 좀 더 많은 양을 복용해야 한다.

- **임신 전에는 엽산**: 임신을 계획하고 있다면 미리부터 신경을 써야 임신 중 최적의 영양상태를 유지할 수 있다. 특히 임신 전에 신경 써서 섭취해야 하는 것이 바로 엽산비타민B_9이다. 임신 전과 임신 초기에 엽산을 섭취하면 선천성 기형인 이분척추와 같은 신경관 결함 위험을 낮출 수 있다. 한편 임신 중 구역질이나 구토증에는 피리독신비타민B_6이 도움된다.

3

계절 과일과 채소를 이용한 비타민 섭취법

찌기: 양배추, 옥수수, 단호박, 감자와 고구마 등

양배추나 옥수수처럼 단단한 채소에 적합한 조리법이다. 처음부터 채소를 넣고 찌면 비타민 손실이 크므로 물이 좀 데워졌을 때 채소를 넣는 것이 중요하다. 냄비에 1~2컵 정도의 물을 붓고 냄비 안에 체를 받친 후 뚜껑을 닫고 물부터 끓인 후 섭씨 50~60도 정도가 됐을 때 채소를 넣는다. 찌는 도중 뚜껑을 자주 열면 수증기가 날아가면서 조리시간이 길어지고 비타민의 손실도 커진다.

데치기: 시금치, 시래기, 고춧잎, 고사리 등 푸른잎채소

커다란 냄비에 물을 듬뿍 붓고 펄펄 끓는 물에 살짝 담갔다 꺼내는 것이 중요하다. 물의 양이 많으면 채소를 넣었을 때 수온이 쉽게 내려가지 않아 빨리 익는다. 데쳐내자마자 뜨거운 물에서 건진 채소를 흐르는 찬물에 살짝 헹군다.

볶기: 호박, 당근, 파프리카, 토마토, 버섯 등

프라이팬에 기름을 둘러 가열한 후 잘게 썬 채소를 넣어 단시간에 볶아낸다. 카로틴이 풍부한 비타민A(호박, 파프리카, 토마토 등)나 비타민B군(버섯 등)은 기름에 조리하는 것이 흡수가 더 잘된다. 채소를 넣기 전 양파를 조금 넣어 살짝 볶아주면 단맛이 배어 나와 더욱 맛있다. 기름으로 완전히 익히지 말고 어느 정도 익었을 때 물을 조금 붓고 불을 약하게 줄이면 채소가 쪄지면서 푹 익는 반면 기름은 조금만 사용할 수 있어서 일거양득이다.

튀기기: 감자, 호박, 깻잎, 당근 등

감자처럼 수용성 비타민(비타민C)이 풍부한 재료로 튀김을 하면 비타민 손실이 적어서 좋고, 호박이나 당근처럼 지용성 비타민(비타민A)이 풍부한 재료는 튀기면 흡수력이 좋아진다. 무엇이든 튀길 수 있지만, 양배추나 콩처럼 오래 익혀야 하는 것들은 데치는 편이 더 좋다. 센 불에서 펄펄 끓는 기름에 준비한 재료를 넣고 익을 때까지 저어주는데, 작게 잘라야 빨리 튀겨진다. 물기 때문에 뜨거운 기름이 튀지 않도록 채소의 물기를 제거한 후 기름에 넣는다. 다 익으면 재빨리 건져 체에 받쳐서 기름을 제거한다. 이때 뜨거운 물을 순간적으로 부으면 튀김의 기름기는 제거하되 바삭함은 유지할 수 있다.

기름은 올리브유나 옥수수유가 비타민E도 많고 열에도 강하다. 특히 옥수수기름은 190℃에서 18시간 동안 가열해도 비타민E의 80%가 보존된다. 하지만 시간 앞에는 장사가 없다. 오래 둘수록 기름 속 비타민E가 파괴되므로 식용유는 작은 것을 구입하고 개봉 후에는 가능한 빨리 사용하는 것이 상책이다.

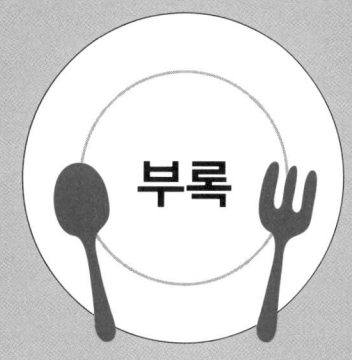

제대로 된
다이어트와 미용법

1
체중 관리와 체형 관리를 구분하라

비만과 살이 찐 것은 다르다. 일반적으로 뚱뚱한 것, 즉 BMI 체질량지수 25 이상, 머리부터 발끝까지 살이 찌지 않은 곳이 없어 턱은 두 턱이고 가슴, 배, 팔, 다리를 가릴 것 없이 살이 축 늘어졌다면 그것은 비만이다. 이런 경우 십중팔구는 내장지방도 많아 건강 또한 좋지 않다. 이런 이들은 체중 관리 Weight control가 필요하다. 목표는 체지방을 줄이는 것. 음식 조절과 운동을 통해 지방세포의 수와 크기를 줄여 건강을 도모해야 한다.

반면 많은 여성들이 자발적으로 짊어진 숙제인 다이어트는 체형 관리 Body sculpture를 위한 것이다. 팔다리는 가는데 배나 허벅지 등 일부에 유독 살이 쪄 몸매가 예쁘지 않거나, 체중은 정상이거나 많이 나가지 않지만 체지방은 많은 마른 비만의 경우 체형이 잘못된 것이다. 이런 경우 일반적인 식이요법과 운동으로는 살이 빠지지 않으므로 근육량을 늘리는 근력운동이 필요하다. 체형 관리의 궁극적인 목표는 미용, 즉 특정 부위에 넘치게 쌓인 지방을 제거해 아름다운 몸매로 가꾸는 것이다. 이를 위해 식이요법과 운동은 물론 지방분해술이나 지방흡입술 같은 현대 의학의 도움을 받을 수도 있다.

이처럼 체중 관리와 체형 관리는 나타나는 형태도, 목적도, 해법도 다르다. 따라서 무턱대고 살을 뺄 것이 아니라 자신이 원하는 것이 일반적인 다이어트인지, 몸매 가꾸기인지를 정확하게 알아야 한다. 물론 이 두 가지 모두에서 공통되는 것이 있다. 살을 빼든 몸매를 가꾸든 우선 행복해야 한다는 점이다. 마음이 건강하지 않다면 몸, 몸매도 건강할 수 없다. 사랑에 빠지거나 좋은 일이 있으면 사람들은 예쁘고 날씬해진다. 반면, 스트레스를 받거나 심란한 일이 생기면 절로 살이 찐다. 불편한 마음으로 먹은 음식은 소화 흡수가 제대로 되지 않는다. 그 결과 수분을 정체시켜 체지방을 늘어나게 한다. 특히 감정의 억제로 인한 스트레스는 신진대사에 영향을 미치며 지방의 분해를 방해한다. 게다가 정제된 탄수화물이나 지방 등 입에 달고 부드러운 음식만을 찾게 한다. 몸매는 물론 몸까지 망치게 되는 것이다.

또 한 가지 중요한 것은 다이어트 목표를 세우기에 앞서 자신의 체격이 어느 정도인지를 알아야 한다는 점이다. 타고난 골격이 큰 사람은 아무리 다이어트를 해도 목표 체중에 도달하지 못할 가능성이 높다. 엄지와 중지로 손목을 감쌌을 때 손가락 끝이 포개지면 골격이 작은 편, 가까스로 스치면 보통, 서로 닿지 않는다면 큰 편이다.

2 살 제대로 정리하는 법

오해를 바로 잡아라

칼로리에 대한 오해

다이어트 중인 여성은 무엇을 하든 칼로리 계산부터 한다. 물론 전체적인 섭취 열량은 중요하다. 그러나 칼로리가 전부는 아니다. 칼로리 계산이야말로 다이어트에 실패하게 하는 가장 고전적인 덫이라 할 수 있다. 우리가 먹는 음식은 단순한 열량 덩어리가 아니다. 종류에 따라 갖고 있는 영양분도 천차만별이고, 우리 몸에서 대사되는 방식도 다르다. 예를 들어, 감자와 고구마는 똑같은 탄수화물 식품이지만 우리 몸이 받아들이는 속도가 다르다. 열량은 감자가 더 낮지만, 당지수G.I: Glycemic Index는 고구마가 더 낮다. 당지수가 높은 음식일수록 빠르게 흡수되면서 혈당을 올려 인슐린 분비를 촉진해 지방으로 저장되기 쉽다. 따라서 다이어트와 건강을 도모하려면 당지수가 낮은 음식을 선택하는 것이 더 효과적이다. 즉, 열량이 높은 감자보다 당지수가 낮은 고구마가 낫다는 것이다. 고구마는 부드러운 섬유질도 많아 배변을 도와 노폐물을 배출하는 데도 도움이 된다.

또 다른 문제는 열량과 근육량에 대한 것이다. 원푸드 다이어트 혹은 체중조절용 시리얼 등으로 전체 섭취 열량을 줄여 살을 뺀 경우 근육량은 오히려 줄어든다. 근육이 있어야 지방을 효과적으로 태울 수 있는데, 원푸드 다이어트나 체중조절용 제품은 영양불균형, 특히 단백질이 부족하기 쉽다. 그래서 중요한 것이 운동이다. 즉, 몇 kcal나 먹었느냐보다는 몇 kcal나 소모했느냐가 문제인 것이다. 우리 몸이 가장 먼저 소모하는 열량은 탄수화물이다. 그래서 과잉 섭취한 탄수화물이 지방으로 저장되는 것을 막는다. 그리고 단백질, 지방 순으로 에너지원으로 사용하게 되는데, 균형 잡힌 식사를 하고 있다면 단백질, 즉 근육이 줄어들 걱정은 하지 않아도 좋다. 오히려 운동을 하는 동안 근육이 만들어진다. 나이가 들수록 성장호르몬 분비도 줄어들고 운동량이 부족해 근육이 지방으로 바뀌기 쉽다. 하지만 꾸준히 운동을 한다면 근육이 단련되고, 단련된 근육이 지방을 효과적으로 태우는 긍정적인 도미노 현상을 부를 수 있다.

탄수화물에 대한 진실과 오해

당지수가 낮은 탄수화물은 건강식품이다. 다이어트를 위해 모든 탄수화물을 피해야 하는 것은 아니다. 탄수화물은 가장 신속한 에너지원이다. 그러므로 적절한 탄수화물 섭취는 활력을 주는 데 도움이 된다. 앞서 설명했듯 당지수가 낮은 탄수화물은 천천히 흡수되므로 인슐린 수치에 별 영향을 미치지 않는다. 섬유질이 많은 탄수화물 식품일수록 당지수가 낮다. 반면, 가공과정을 많이 거칠수록 당지수가 높아진다. 일반적으로는 맛이 달수록, 전분에 속하는 식품일수록 당지수가 높다. 포도, 사탕, 바나나는 전자에, 백미와 밀가루, 옥수수는 후자에 속한다.

그렇다고 당지수가 낮은 식품만 골라서 먹을 수는 없다. 건강에는 좋을지 몰라도 맛은 없기 때문이다. 가장 좋은 방법은 다양한 탄수화물을 섞어 먹는 것이다. 잡곡밥의 경우, 백미는 당지수가 높지만 여기에 현미와 보리, 수수, 콩 등 당지수가 낮은 식품이 함께 들어가기 때문에 훌륭한 탄수화물 공급원이면서 전체적으로 당지수는 낮은 건강식품이다. 조리법에 따라서도 당지수가 달라진다. 감자는 삶거나 찔 때보다 구울 때 당지수가 훨씬 높아진다. 즉, 구운 감자는 피하는 것이 좋지만 된장국에 들어간 감자는 괜찮다.

육류 단백질도 꼭 필요하다

고기는 건강에 해롭다는 것이 일반적인 인식이다. 그래서 건강에 꼭 필요한 단백질도 콩이나 곡물 등 채소에서, 또는 생선에서 섭취하는 것이 바람직하다는 것이 고기에 관한 대부분의 사람들의 편견이다. 그러나 단백질은 충분히 섭취하되 일부는 반드시 육류를 통해 섭취해야 한다. 메티오닌을 비롯한 필수아미노산은 고기에만 들어 있기 때문이다.

단백질은 나이와 성별을 막론하고 부족하지 않도록 충분히 섭취해야 한다. 1일 단백질 권장량은 30g이지만 필요한 단백질의 양은 체중에 따라, 활동량에 따라 다르다. 자신에게 필요한 단백질의 양을 알려면 우선 지방을 제외한 체중제지방체중을 알아야 한다. 체중에 체지방률을 곱한 것이 체지방의 무게인데, 원래 체중에서 체지방의 무게를 빼면 제지방체중이다. 여기에 활동량에 따라 공통인자를 더하면 된다.

일반적으로 식품 100g을 기준으로 쇠고기 사태에는 24g, 돈가스용 돼지고기 등심에는 21g, 닭고기 가슴살에는 23g, 달걀 하나에는 6.2g, 참치캔에는 26g, 흰살생선류에는 20~22g, 두부 1/3모에는 8~9g, 우유 반 컵에는 2.5~3.5g의 단백질이 포함되어 있다.

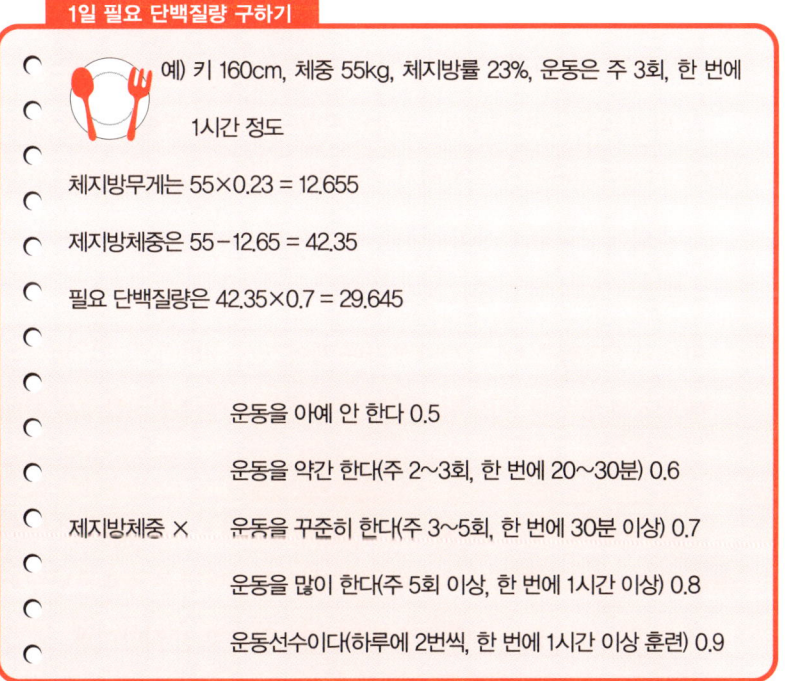

1일 필요 단백질량 구하기

예) 키 160cm, 체중 55kg, 체지방률 23%, 운동은 주 3회, 한 번에 1시간 정도

체지방무게는 55×0.23 = 12.655
제지방체중은 55−12.65 = 42.35
필요 단백질량은 42.35×0.7 = 29.645

제지방체중 ×
- 운동을 아예 안 한다 0.5
- 운동을 약간 한다(주 2~3회, 한 번에 20~30분) 0.6
- 운동을 꾸준히 한다(주 3~5회, 한 번에 30분 이상) 0.7
- 운동을 많이 한다(주 5회 이상, 한 번에 1시간 이상) 0.8
- 운동선수이다(하루에 2번씩, 한 번에 1시간 이상 훈련) 0.9

좋은 지방을 섭취하라

지방이라고 모두 나쁜 것은 아니다. 지방은 열량이 높긴 하지만 포만감을 길게 유지해 공복감을 줄여준다는 장점이 있다. 또한 필수지방산은 나쁜 콜레스테롤을 낮추고, 피부와 머리카락 등에 윤기를 보장한다. 필수지방산**불포화지방산**은 견과류와 등푸른생선, 연어나 참치 같은 대형 어류, 해바라기씨나 포도씨 등 씨앗, 참기름이나 들기름, 올리브유, 미강유 같은 식물성 기름에 풍부하다.

절대 피해야 할 것은 트랜스지방산이다. 액체 상태의 지방에 수소를 첨가해 고체로 만드는 과정에서 발생하는 트랜스지방산은 포화지방산보다 동맥경화나 암 발생률을 훨씬 높인다. 마가린이 대표적인 트랜스지방산으로, 쉽게 산화되는 식물성 기름과는 달리 식물성 지방이면서도 저장기간이 길다. 대부분의 과자나 라면 등 튀겨낸 가공식품에 존재하는 트랜스지방은 가급적 먹지 않는 것이 좋지만, 트랜스지방을 피하는 것이 사실상 쉽지만은 않다. 트랜스지방산의 위협에서 벗어나려면 좋은 지방인 필수지방산과 채소나 과일에 풍부한 항산화 성분을 충분히 섭취하는 것이 중요하다.

문제는 살이 찌고 스트레스를 받을수록 기름진 음식을 먹고 싶다는 욕망이 강해진다는 점이다. 특히 과자나 케이크 등 지방과 정제된 탄수화물을 함께 갈구하게 된다. 이처럼 가공된 탄수화물을 많이 섭취할수록 지방은 에너지로 사용되지 못하고 몸에 쌓이게 된다. 반면, 가공 탄수화물 섭취를 줄이면 단백질과 지방이 순서대로 에너지로 사용된다. 그러므로 지방으로 향하는 욕망, 지방의 해악에서 벗어나는 가장 좋은 방법은 정제된 탄수화물 섭취를 줄이고 단백질을 알맞게 섭취하는 것, 즉 균형 진 식단이다.

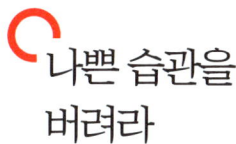
나쁜 습관을 버려라

비만을 부르는 습관 체크리스트

아래 항목 중 10개 이상이 자신의 습관에 해당된다면 비만이 되기 쉽다. 지금 뚱뚱하지 않더라도 비만은 물론 생활습관병까지 부르기 쉬우므로 비만을 유발하는 습관은 반드시 버려야 한다.

1. 기분이 나쁠 때 음식을 먹으면 기분이 좋아진다.
2. 야외활동보다 집 안에서 보내는 시간이 더 많다.
3. 항상 옆에 먹는 것을 둔다.
4. 먹는 것이 가장 큰 생활의 즐거움이다.
5. 텔레비전을 즐겨 보는 편인데, 대부분 무언가를 먹으면서 본다.
6. 음식을 보면 먹고 싶은 충동을 참을 수 없다.
7. 배가 조금만 고파도 참을 수 없다.
8. 배가 불러도 맛있는 것이 있으면 또 먹는다.
9. 그릇에 음식을 많이 담는 편이다.
10. 안 먹다가 한꺼번에 몰아서 많이 먹는다.
11. 아침식사를 하지 않는다.
12. 저녁을 많이 먹는다.
13. 잠들기 전 야식을 먹는다.
14. 식사가 불규칙적이다.
15. 채소와 나물을 싫어한다.

16. 음식을 맵고 짜게 먹는다.

17. 남들보다 음식 먹는 속도가 빠르다.

18. 초콜릿, 사탕, 케이크 등의 단 음식과 청량음료를 좋아한다.

19. 잠자는 시간이 5시간 이하다.

20. 간식 또는 주전부리를 자주 먹는다.

21. 인스턴트 식품, 패스트푸드를 자주 먹는다.

22. 짠 국물을 좋아한다.

23. 고기나 기름진 음식을 자주 먹는다.

24. 기름에 튀기거나 볶은 음식을 좋아한다.

25. 가족이나 친척 중에 뚱뚱한 사람이 많다.

다이어트 강박증 체크리스트

아래 항목에 하나라도 해당된다면 습관적으로 다이어트로 인한 스트레스를 받는 강박증이라고 할 수 있다. 다이어트에 대한 강박과 중독에서 벗어날 때 비로소 건강을 위한 다이어트를 시작할 수 있다.

1. 살이 찔까 봐, 체중이 늘어날까 봐 겁이 나서 정말 좋아하는 음식도 습관적으로 피한다.

2. 맛있는 저녁식사를 위해서 하루 종일 굶기도 한다.

3. 뷔페에 갔을 때 입맛이 당겨도 먹어서는 안 된다고 습관적으로 다짐한다.

4. 하루에도 몇 번씩 체중을 재어본다.

5. 평소보다 체중이 늘었을 경우 스스로를 나무라면서 먹는 것을 줄이려

고 애쓴다.

6. 지독하게 배가 고플 때조차 살을 빼기 위해 아무것도 안 먹곤 한다.

7. 종종 "오늘까지만 먹고 내일부터는 정말 다이어트를 할 거야"라고 말한다.

8. 자주 점심식사를 커피나 다이어트 음료로 대신하기도 한다.

9. 거의 모든 음식의 칼로리를 알고 있다.

잘 비워내라

동물은 몸이 아프면 음식을 먹지 않은 채 잠만 잔다. 단식을 통해 소화기를 쉬게 하고 노폐물을 배출함으로써 자연치유력을 극대화하기 위함이다. 그만큼 잘 비워내는 것이 중요하다. 평소 대소변을 잘 보는 것도 중요하지만, 이것만으로는 부족하다. 사는 동안 먹고 마신 것들이 모두 완전히 소화흡수되어 배출되는 것은 아니다. 화학첨가물이나 중금속처럼 좀처럼 배출되지 않고 몸에 쌓이는 것도 있다. 이런 독소는 신진대사를 둔화시켜 살을 찌게 하고 갖가지 질병을 부른다. 그래서 지나치게 살이 쪘거나 물만 마셔도 살이 찐다고 호소하는 경우, 알레르기 같은 만성 질환이 있는 경우는 짧은 기간의 단식과 같은 정화요법이 도움이 되기도 한다.

음식물을 끊고 소화기를 비우면 먹은 것을 소화흡수하는 데 집중했던 몸이 다른 곳을 돌볼 여력이 생기면서 면역력이 높아진다. 덕분에 혈관에 쌓였던 콜레스테롤이 제거되고 비염이나 아토피 같은 알레르기에서 해방될 수 있다. 소화불량도 빠르게 개선되고, 탈모 방지에도 도움이 된다. 노폐물은 주로 지방세포와 모발세포에 쌓이기 때문이다. 소화기와 간, 신장 등 장기에 쌓인 노폐물이 배출되면서 뾰루지가 나거나 입냄새, 가래, 질 분비물, 대소변 등 그동안 쌓인 노폐물이 온갖 구멍으로 배출된다.

단식 후 보식과정을 잘 거치면 전반적으로 면역력과 신진대사가 좋아진다. 가공식품이나 달고 기름진 음식에 탐닉하던 습관도 버릴 수 있으며, 금연과 금주도 어렵지 않게 이룰 수 있다. 문제는 일상생활에서 단식을 시행하기 어렵다는 점과, 물만 마시는 단식을 하는 동안 필수 미네랄과 비타민이 부족해져 피로나 신경과민, 기운 없이 처지는 등 부작용이 나타난다는 점이다. 이에 대안이 되는 것이 바로 레몬 디톡스 다이어트이다. 신선한 레몬즙과 니라 시럽, 카이엔페퍼를 섞은 레몬 디톡스 드링크를 배고프거나 지칠 때마다 조금씩 자주 마시는 것으로, 단식을 할 때 부족하기 쉬운 비타민과 미네랄은 보충하면서 몸을 해독하는 방법이다.

메이플단풍나무과 야자시럽을 배합한 니라 시럽은 칼륨과 칼슘이 풍부하고 나트륨 함량과도 균형을 이뤄 음식을 먹지 않아도 신진대사가 원활하도록 한다. 특히 지방 제거에 도움이 되는 구연산도 풍부하다. 니라 시럽의 포도당과 레몬의 비타민C는 간을 보호하고, 카이엔페퍼는 가래를 분해하고 혈액을 재생하며 몸에 열이 나게 해 신진대사 속도를 빠르게 한다. 레몬 디톡스 드링크를 하루에 최소한 6잔 이상, 2 l 는 마셔야 한다. 말을 많이 하거나 육체활동이 많다면 드링크의 농도를 약간 더 진하게 해서 자주 마시면 단식 기간 중 지치는 것을 방지할 수 있다. 단식은 최소한 5일 이상 시행해야 한다. 단식 시작 후 3일까지는 그동안 저장해둔 영양분을 소모하기 때문에 본격적으로 독소가 제거되는 것은 3일 이후부터이기 때문이다. 백태가 꼈던 혀가 분홍빛을 되찾으면 정화가 끝난 것으로, 단식을 마무리해도 좋다. 단식은 1년에 1~2회 시행하는 게 좋다.

격렬한 운동은 독소를 다시 흡수되게 할 수 있으므로 단식 중에는 요가나 산보처럼 가벼운 운동을 하는 것이 좋다. 단식 중에는 매일 배변을 하는 것이 중요하다. 전날 미리 알로에정을 먹거나 아침에 따뜻한 소금물 1 l 를 마시면 배변할 수 있다. 아침에 빈속에 소금물을 마시면 소화기를 깨끗하게 청소하는 효과도 얻을 수 있다. 단, 암, 심혈관질환, 신장질환, 당뇨병, 고혈압이나 저혈압, 식욕부진 등 지병이 있는 경우에는 함부로 단식을 해선 안 된다.

좋은 습관을 들여라

단식으로 노폐물에 찌들었던 몸을 정화하고 건강한 상태를 회복했다면 이제 잘 먹어야 할 때이다. 좋은 음식보다 좋은 습관을 들이는 것이 더 중요하다. 가장 중요한 것은 천천히 꼭꼭 씹어 먹는 습관을 들이는 것이다. 급하게 먹는 밥은 완전히 소화되지 못해 흡수와 배설도 잘 안 된다. 아무리 소화효소가 분비된다 해도 주머니에 불과한 위가 음식을 잘게 부수고 쪼개려면 무리를 할 수밖에 없다. 따라서 가능한 꼭꼭 씹어서 죽 상태로 만들어서 삼키는 것이 건강에 이롭다. 씹는 동안에는 침이 분비되는

데, 이때 아밀라아제라는 소화효소가 분비돼 소화도 돕고 면역력도 높여준다. 따라서 물이나 음료수를 마실 때도 꼭꼭 씹어 먹는 것이 좋다.

두 번째 규칙은 배가 고플 때 먹고, 배가 부르면 수저를 놓아야 한다는 것이다. 배가 고프지도 않은데 끼니때가 됐다고 음식을 먹는 것은 소화기에 부담을 줄 뿐이다. 소화가 잘 안 되거나 배가 고프지 않다면 차라리 한 끼를 굶는 것이 소화기 건강과 면역력 측면에서 더 낫다. 또한 음식이 남았다고 아까워하지 말고 배부르면 먹는 것을 멈추는 습관을 들여야 한다.

먹을 땐 먹는 데에만 집중해야 한다. TV나 신문을 보면서 먹거나 다른 일을 하면서 음식을 먹으면 맛도, 포만감도 제대로 느끼지 못하기 십상이다. 또한 다른 것에 집중하고 있기 때문에 대충 씹어서 삼키는 등 급하게 먹기 일쑤다.

더불어 몸을 존중하는 자세가 중요하다. 건강을 목적으로 먹는 즐거움도 느끼지 못하는 음식을 꾸역꾸역 먹는다면 아무리 좋은 건강식품을 먹는다 해도 건강에는 도움이 되지 않는다. 무엇이든 맛있게 먹으려는 자세도 중요하다. 가공식품 등 좋지 않은 음식은 피해야 하지만 '이 음식은 이래서 나쁘고, 저 음식은 저래서 나쁘다'며 부정적인 것을 떠올리면 소화흡수가 될 음식도 안 되기 쉽다.

신나게 웃어라

한참 웃다 보면 복근운동을 한 다음날처럼 배가 몹시 당긴다. 저절로 복근운동을 한 셈이다. 실컷 웃기만 해도 살이 빠진다는 '하하호호 다이어트'의 비결이 바로 이것이다. 1분만 웃으면 100m 달리기를 한 것과 같다. 웃을 때마다 우리 몸의 근육 650개 중 231개가 움직이기 때문이다. 얼굴에서만 15개가 넘는 근육이 수축과 이완을 반복한다. 덕분에 호흡과 심장박동수가 증가하면서 혈액에 산소 공급이 활발해지고, 스트레스로 축소된 혈관도 확장시켜 혈액순환이 잘된다. 세포는 더 많은 산소와 영양분을 공급받고 노폐물 배출도 빨라지며 지방도 활발하게 연소된다. 혈압은 낮아지지만, 소화액은 늘어나고 장운동은 빨라져 속도 편안해진다. 전신운동인 것이다. 실제로 복근을 단련해 노폐물 배설에 효과적인 요가 호흡법인 풀무질 호흡 바스트리카, Bhastrika도 빠르게 시행하면 아랫배가 당겨지면서 상체를 들썩거리며 한껏 웃는 것과 같다.

건강한 사람치고 뚱뚱한 사람은 없지만 성격이 음울한 사람치고 탄탄하고 건강한 몸을 가진 이는 드물다. 웃음은 잘 알려진 대로 만병통치약이자 내장 마사지이다. 그래서 필자는 환자를 볼 때마다 최소한 한 번은 웃게 하면서 필자도 함께 웃는다. 특히 면역치료를 위해 오는 암 환자는 꼭 웃으면서 진료실을 나가게 한다. 웃으면 면역력이 최소한 2배 이상 증가하기 때문이다. 웃으면 암세포를 공격하는 NK Natural Killer, 자연살상세포 세포와 T세포, 항체를 만드는 B세포의 활동성이 증가하고 백혈구와 여러 가지 항체도 증가하는데, 특히 병균을 막아주는 항체인 '인터페론 감마'의 분비를 증가시켜 바

제대로 된 다이어트와 미용법

이러스에 대한 저항력을 키워준다. 웃을수록 건강해지는 것이다.

아기들은 자면서도 웃는다. 배냇짓이라고도 하는데, 이를 세어보면 하루에 400번 정도 된다고 한다. 하지만 어른들은 웃음을 잃어버려 하루에 고작 7번 남짓 웃는다고 한다. 웃음만 한 건강 비결, 장수 비결도 없다. 이왕 웃을 거 큰 소리로 박수도 쳐가며 더 신나게 웃자. 자연스럽게 열량이 소모되는 데다 웃음 자체가 스트레스 호르몬인 코르티솔은 낮추고 진통효과가 있는 엔도르핀은 마구 분비되게 한다. 엔도르핀 분비량을 늘리려면 잘 웃어야 한다. 그저 한 번 '하하' 웃는 것으로는 약하다. 우선 한 번 웃을 때 숨을 내뱉으며 15초 이상 웃는다. 엔도르핀 분비는 10초 이상 웃었을 때 최대화되니 배가 끊어질 정도로 숨을 내쉬며 웃어보자. 또한 크게 웃어야 눈 밑의 신경을 자극해 엔도르핀이나 도파민 같은 쾌감 호르몬의 분비를 촉진할 수 있다.

먹기 전에 1분씩 웃으면 엔도르핀이 분비되면서 식욕이 억제돼 다이어트 효과가 배가된다. 하루에 6번 이상 억지로라도 웃는 것이 좋다. 우리 뇌는 진짜 웃음과 가짜 웃음을 구별 못한다. 그러므로 억지로 소리 내서 웃는 것도 진짜 웃음의 90% 가까이 효과가 있다. 즐거워서 웃을 때처럼 뇌 온도가 내려가면서 기분이 좋아지는 것이다. 웃을 일이 없다고 온종일 무표정하게 있지 말고 억지로라도 웃자. 즐거워서 웃는 것이 아니라, 웃어야 즐거워진다. 코미디 프로그램을 보면서라도 웃을 일을 만드는 것이 좋은데, 이왕이면 혼자서보다는 여럿이 함께 웃는 것이 좋다. 함께 웃는 것이 혼자 웃는 것의 33배의 효과가 있다.

3

피부를 망치는 미용법

클렌징, 스킨, 로션, 에센스, 수분크림, 영양크림, 아이크림, 여기에 미백, 주름 개선, 탄력 등 기능성 화장품과 자외선 차단제, 그리고 수많은 색조 화장품까지 여성들의 화장대를 가득 채운 화장품의 수를 꼽자면 열 손가락이 부족할 지경이다. 요즘엔 화장품의 수가 늘어나기는 남성들도 마찬가지이다. 식탁 위에 올라온 반찬의 색과 모양이 모두 다르듯, 이 많은 화장품들이 과연 각각 다른 기능을 하고 있을까? 왜 어떤 때는 발라도 발라도 부족한 듯하고, 또 어떤 때는 바를수록 밀리는 걸까? 왜 화장품을 바꿀 때마다 명현현상이라는 트러블을 겪어야 할까?

여성들이라면 한 번쯤은 가졌을 법한 의문이다. 그러나 화장품 회사의 답

변은 언제나 한결같다. 같은 회사의 같은 라인의 화장품을 사용하는 것이 가장 효과적이며, 저마다의 기능이 모두 다르므로 여러 가지 화장품이 필요한 것이라고. 마치 식품 회사가 늘 가공식품에 들어간 첨가물이 모두 기준치 이내이므로 안전하다고 강조하는 것처럼 말이다.

이제는 식품뿐 아니라 화장품도 전성분을 표시하게 되어 있다. 예전에는 피부에 자극이 될 수 있는 성분만을 '표시 지정 성분'으로 표기했지만, 이제는 화장품의 국적을 막론하고 모든 성분을 표기해야 한다. 그러니 성분 표시를 확인해 피부에 효과적인 성분이 얼마나 들어갔는지, 유해성분은 얼마나 들어갔는지 확인한 후 구매하는 것이 현명할 것이다. 화장품의 성분 표시 역시 식품처럼 가장 많이 들어간 순서대로 기재하도록 되어 있다. 화학성분이 앞에 있을수록 좋은 제품이라 할 수 없는 것이다.

기능성 화장품의 실체

유아용 화장품

단순히 베이비 크림으로 분류됐던 어린이 화장품도 이제는 아기용, 유아용을 구분하는 제품이 나오고 있다. 그러나 전성분을 따지고 보면 아기용이나 유아용이나 성분은 다르지 않다. 또한 유아용 제품이라고 부드럽고 순하고 안전하기만 한 것은 아니다. 미국의 소비자단체인 '안전한 화장품 운동'이 시중의 48개 아기 목욕제를 조사한 적이 있는데, 그가운데 일사다이옥산은 32개 제품에서, 포름알데히드는 23개 제품에서 검출됐으며, 둘 다 나온 제품도 17개나 됐다. 그중엔 우리가 베이비 크림 하면 떠올리는 익숙한 이름의 다국적기업 제품도 있었다. 유아용 화장품이라고 유해성분이 전혀 안 들어간 것은 아니라는 것. 다만 성인용에 비해 약간 순할 뿐이다.

사실 아이들은 굳이 고가의 화장품을 바를 필요는 없다. 피부재생력도 좋고 신진대사도 빠르기 때문이다. 전성분 표시를 확인해 유해물질이 가장 적은 제품으로 선택하는 것이 현명할 터. 다만 아토피 등 피부질환이 있는 경우 아토피 전문 화장품과 피부 보습을 돕는 제품을 반드시 따로 써야 한다.

보습제

스킨, 로션만으로는 사실상 보습효과를 기대하기 힘들다. 물에 젖었던 종이가 마르면서 구깃구깃해지는 것처럼 피부도 수분이 부족하면 잔주름이 더 잘 생긴다. 반면 수분을 충분히 머금은 피부는 잔주름이 적은 것은 물론 잡티도 적다. 각질세포의 보습력이 높아지면 신진대사가 잘돼서 멜라닌 세포가 원활하게 배출되기 때문이다. 한편 지성피부도 보습이 반드시 필요하다. 유·수분이 둘 다 많은 지성피부는 상관없지만 유분만 많고 수분은 부족한 지성피부는 별도의 보습제를 반드시 사용해야 한다.

보습제를 선택할 때도 보습에 효과적인 성분을 알고 선택하는 것이 중요하다. 일반적으로는 발랐을 때 얼마나 촉촉한지가 좋은 보습제를 선택하는 기준이다. 그러나 정말 좋은 보습제가 갖춰야 하는 것은 당장의 촉촉함이 아니라 피부가 수분을 얼마나 보존하느냐이다. 그러려면 일종의 막이 필요한

데, 가장 좋은 건 피부의 보습성분이 만든 보호막이다. 세라마이드 같은 세포간지질이나, 히알루론산, 콜라겐 등도 일종의 피부막 성분이다. 레시틴, 글리세린, 폴리사카라이드, 엘라스틴, 프로틴, 아미노산, 콜레스테롤, 포도당, 글리코겐, 글리코스아미노글리칸도 수분 보존능력이 뛰어난 성분이다.

아이크림

요즘은 고등학생 때부터 아이크림을 바른다고 하는데, 사실 눈가의 피부는 고농축된 영양성분을 제대로 받아들이지 못한다. 눈가 피부의 두께는 0.4mm로 온몸의 피부를 통틀어 가장 얇다. 피지선이나 땀샘도 다른 피부에 비해 덜 발달했다. 컨디션이 나쁘거나 나이 들면 가장 먼저 표가 나는 것은 이 때문이다. 피지가 적으니 쉽게 건조해져 주름살도 먼저 생기는 것. 그렇다고 영양성분이 고농축된 아이크림을 많이 바른다고 도움이 되지도 않는다. 원래 피지가 적은 것이 정상이기 때문이다. 눈가가 수용할 수 있는 화장품의 양은 다른 피부의 50% 미만, 그런데 얼굴에 바르는 크림보다 훨씬 진한 아이크림을 발라대면 오히려 피부가 이를 소화하지 못해 주름이 더 많이 생기거나 깊어지고 오돌토돌한 비립종까지 생길 수 있다. 흡수할 수 있는 양의 한계가 있으니 탄력이나 다크서클 제거 등의 기능도 사실 소용이 없다. 특히 다크서클의 경우 피부의 문제보다 혈액순환과 피로에 따라 좌우되는 경우가 더 많다.

눈가 주름을 최소한으로 유지하고 싶다면 아이크림을 바르는 것보다 평소에 눈을 비비지 않는 것이 더 중요하다. 세안을 할 때도 마찬가지, 부드럽게 닦아내야 한다. 영양공급은 노화가 심해져 많이 건조하고 주름까지 깊어지지 않는 한 그냥 얼굴에 바르는 로션을 함께 발라주는 것만으로도 충분하다. 굳이 아이크림을 발라야겠다면 눈꺼풀이나 눈 바로 밑은 어차피 흡수를 못하니 눈가의 탄력을 결정하는 아이홀_{눈가의 뼈} 주변에 바르는 게 더 효과적이다.

주름 개선 제품

대부분의 기능성 화장품은 정부나 국제기관의 인증을 받았다는 점을 내세운다. 그런데 그 인증이라는 것이 의학의 임상실험과는 달리 믿음직스럽지가 못하다. 정해진 기능성 고시 원료를 함량 기준에 맞추기만 해도 인증을 받을 수 있기 때문이다. 레티놀, 알부틴, 아데노신 등 주름 개선에 효과적이라고 알려진 성분이 들어가야 하는 함량은 종류에 따라 0.05~3%에 불과하다. 극히 미량인 것이다. 정말 효과적인 성분을 새롭게 개발해서 첨가하는 경우도 드물다.

> **유기농 인증은 안심해도 될까?**
>
> 언제부턴가 국내 화장품들이 유기농 인증을 받느라 바쁘다. 유기농 인증의 종류도 가지가지. 종류에 따라 믿고 사도 좋을 만한 것이 있는가 하면 눈 가리고 아웅하는 인증도 있다. 대부분의 화장품 회사가 주력하는 인증은 프랑스의 유기농 공인인증기관인 에코서트Ecocert인데, 기준이 기능성 화장품 기준만큼이나 허술하다. 총 성분의 95% 이상이 천연성분을 함유할 것, 10% 이상 유기농 성분을 함유할 것, 실리콘과 같은 지정 화학물질을 함유하지 말 것, 이 세 가지 중 하나만 충족시키면 인증을 받을 수 있기 때문이다. 즉,

100% 유기농으로 재배한 원료를 사용하면서 가공과정에서도 유해화학성분에 노출되지 않은 채 만든 제품이 아닌 것이다. 천연성분이 들어갔을 뿐 방부제나 색소, 계면활성제 등 인공화학성분이 고스란히 들어가는 것이다.

여러 가지 유기농 인증기관 중 가장 믿을 만한 것은 독일의 비데이하BDIH와 호주의 ACO Australian Certified Organic 이다. 비데이하는 원료 채취부터 제조공정까지 모든 생산과정에서 어떤 화학성분도 넣지 않고, 물과 소금을 제외한 모든 원료의 90~100%가 유기농일 것을 기본으로 규정한다. 또한 방사능 소독이나 유전자변형 원료는 당연히 사용해선 안 되며, 화장품의 독성실험도 동물실험이 아니라 세포독성검사, 피부배양검사, 광독성 검사 등으로 대체해야 한다. 유기농으로 유명한 호주의 ACO 역시 여러 가지 유기농 인증 중 기준 함량이 가장 높고, 인증을 받기가 비데이하 못지않게 까다로운 것으로 알려졌다. 그러므로 유기농 화장품을 선택하려 한다면 어떤 인증을 받았는지 살펴본 후 선택하는 것이 현명하다 하겠다.

미백제품

미백제품 역시 주름 개선 제품과 마찬가지, 그리고 한 가지 더 주의해야 할 것이 있다. 바로 수은이 포함되었는가 여부이다. 가끔 뉴스에 중국에서 혹은 국내에서 수은을 함유한 화장품을 제조 유통하다 걸리는 경우가 보도된다. 수은은 심각한 기형을 만드는 중금속 중독인 미나마타병의 원인이다. 이런 위험한 성분을 피부에 바르면 고스란히 흡수돼 신장이나 신경계가 손상될 수도 있다. 물론 화장품의 전성분 표시에 버젓하게 '수은'이라고 들어가지는 않는다. 대부분 산화납, 수은화합물, 과산화수소, 하이드로퀴논 등 사용 금지 원료를 사용한다. 특히 하이드로퀴논은 의약품으로 분류되는 것으로, 화장품에 배합하는 것은 절대 금지된 아주 조심해야 하는 성분이다. 이런 성분으로 인해 한 번 파괴된 피부조직은 웬만한 방법으로는 되돌릴 수 없다.

미백은 병원에서도 치료하기 쉽지 않은 증상이다. 기미, 잡티 등 색소 침착을 막아야 하고, 이미 색소가 침착된 것은 멜라닌 색소가 환원되도록 신경을 써야 한다. 그런데 화장품만으로 단기간에 효과를 볼 수 있다고 한다면 의심하는 것이 당연하다.

미백, 즉 피부를 곱고 환하게 만드는 것보다 예방이 훨씬 더 쉽다. 평소 자외선 차단은 기본, 더불어 각질 관리만 잘해도 멜라닌 색소가 침착되는 것을 상당 부분 막을 수 있다. 멜라닌 색소 중 일부는 각질에 붙어서 떨어져 나가기도 하므로 각질이 쌓이지 않도록 세안과 딥클렌징을 철저히 하는 것이 중요하다. 각질 제거 제품 스크럽이나 AHA 등은 피부를 건조하게 만들기 쉬우므로 반드시 보습제와 함께 사용한다. 미백에 효과적이라고 알려진 비타민C는 활성산소를 제거하므로 이왕이면 아침에 사용하는 것이 더 효과적이다. 그런데 비타민C는 불안정해서 바로 산화된다. 그래서 대부분의 화장품에서는 불안정한 비타민C를 안정시키기 위해 다른 물질과 결합된 유도체를 사용해서 피부에 바르더라도 거의 흡수가 되지 않는다. 최근 국내에서 수용성인 비타민C가 잘 흡수되도록 하는 이중 안정화 기술을 세계 최초로 개발했다. 아드 폰테스 팀에서 개발한 나노 수용성 비타민C는 가루 형태로 보이지만 피부에 바르고 문지르면 수분으로 변해 빠르게 흡수되면서 미백효과도 우수하다.

잡티 제거하는 메디컬 스킨케어 – 리파인 프락셔널 레이저

메디컬 스킨케어를 하면서 필자를 가장 고민하게 했던 피부 문제는 바로 잡티, 특히 기미와 주근깨가 많은 얼굴이었다. 점이야 빼면 되지만 기미와 주근깨는 워낙 수가 많고 재발을 잘하기 때문에 지금껏 발명됐던 레이저 기기나 시술법으로도 만족스러운 시술을 하는 것이 어려웠다.

그러나 2008년 미국에서 개발되어 2009년 국내에 도입된 리파인 프락셔널 레이저는 필자의 고민을 90% 정도 해소해주었다. 4주 간격으로 3~4번 정도 시술하면 환자들의 만족도가 95% 이상이었다. 그동안 어떤 방법으로도 치료가 잘 안 되던 기미와 어두운 얼굴을 50% 이상 밝게 만들어준 덕분이다. 덤으로 눈가의 미세한 잔주름도 해결해준다. 시술 후 얼굴 전체 피부의 5% 정도가 축소되기 때문에 리프팅 효과를 보이는 것이다. 회복이 빠른 것도 장점이다. 필자와 필자의 아내도 이 시술을 받았는데, 필자는 일주일에 두 번씩 생방송에 출연하므로 부종이나 붉어짐이 오래가는 시술은 받을 수가 없다. 그러나 리파인 프락셔널 레이저는 기존의 프락셔널 레이저와 달리 하루 이틀이면 정상활동을 할 수 있을 정도로 피부의 붉어짐이나 부종이 빨리 가라앉는다.

▪️ 리파인 프락셔널 레이저 시술 전후

모공 관리 제품

나이 들수록 피부 탄력이 떨어지고 처지면서 모공은 자연스럽게 늘어난다. 게다가 성인여드름 등 트러블로 고생하는 이들이 늘어나는 추세여서 모공 관리에 대한 관심이 점점 커지고 있다. 흔히 모공을 땀구멍으로 생각해서 운동이나 사우나 등 땀을 많이 흘리면 모공이 넓어진다고 생각하는데, 사실 모공은 땀이 아니라 피지와 노폐물이 나오는 구멍이다. 즉, 트러블이 생기거나 지성피부로 변하는 등 피지 분비가 많아지면 모공이 넓어지는 것이다. 또한 모공은 털이 자라는 입구이기도 하다. cm^2당 100~120개의 모공이 있으니 얼굴엔 2만 개의 모공이 있다. 그런데 어떤 이의 모공은 육안으로도 확연히 드러나는 반면, 피부가 좋은 이들은 모공이 거의 보이지 않는다. 원래 크기는 0.02~0.05mm로 눈에 띄지 않는 것이 정상이다. 눈에 보이지 않는 타고난 모공 크기로 되돌려준다는 모공 관리 제품은 사실상 눈속임을 할 뿐이다. 바르면 피부가 화한 느낌이 드는데, 이는 알코올 때문이다. 알코올 함량이 높아서 바르면 피부가 살짝 부어올라 모공 크기가 작아 보이는 것일 뿐이다. 오히려 알코올이 피부를 건조하게 하고 자극해서 아토피가 더 심해지거나 오히려 피지 분비를 늘리는 등 부작용이 있을 수 있다.

모공의 크기와 숫자는 타고난 것이어서 화장품으로는 이를 조절할 수는 없다. 다만 메디컬 스킨케어로는 어느 정도 가능하다. 레이저로 피부 윗부분을 깎아내는 것이다. 모공은 깔때기처럼 생겨서 밑으로 내려갈수록 좁아지므로 윗부분을 깎아내면 좁아 보인다. 문제는 피부를 깎아낼수록 피부가 얇아지고 민감해지는 등 부작용이 있다는 점이다. 또 다른 방법은 진피층을 자극해 모공벽에 콜라겐이 차오르게 하는 것이다. 콜라겐은 분자가 커서 식품으로는 흡수가 안 되므로 직접 진피에서 만들어내는 방법밖에 없다. 이 방법이 효과를 보려면 콜라겐을 만드는 섬유아세포의 활동이 활발해야 하고, 그러려면 비타민C와 E, 단백질 공급이 원활해야 한다. 그러나 이 역시 일시적일 뿐이다. 한동안은 콜라겐 생성량이 늘어나겠지만 치료를 멈추면 곧 치료 전으로 돌아가버리기 때문이다. 중요한 것은 치료 중 스트레스를 받거나 피곤하지 말아야 한다는 점. 컨디션이 나쁘면 진피의 상처가 오히려 악화될 수 있기 때문이다.

모공 잡는 메디컬 스킨케어 – 인트라셀 고주파

모공을 줄이려 할수록 오히려 다른 부작용이 생기거나, 치료를 멈추면 도루묵이 되는 기존 모공 관리 치료법에 새로운 길이 열렸다. 특수고주파 장비인 인트라셀은 1cm^2 안에 49개의 금도금된 바늘이 달려 있다. 이를 피부의 위치와 상태에 따라 0.5mm부터 0.8mm, 1.5mm, 2mm까지 깊이를 선택해 바늘을 피부에 삽입한 후 순간적으로 고주파를 흘려서 피부 단백질을 변형시켜 탄력을 주는 방법이다. 고기가 익으면 오그라드는 것처럼 늘어진 피부를 탄력 있게 조이는 것이다. 덕분에 모공은 물론 주름까지 줄어드는 효과가 있다. 이마의 표정주름이나 팔자주름은 물론 목주름처럼 늘어진 부위나 여드름 흉터, 튼살, 넓은 모공에 수술이나 큰 손상 없이 리프팅 효과를 주는 것이다.

기존에 사용하던 CO_2 레이저는 피부를 직접 태우기 때문에 일주일 정도 외출을 자제해야 할 정도로 부종과 붉어짐이 심했고 PIH색소 침착가 생길 수 있는데, 인트라셀은 그런 부작용을 90% 이상 줄이면서 효과는 더 큰 것으로 나타났다.

부종과 붉어짐이 2~3일이면 없어지는 것. 필자가 2009년, 이 시술을 받은 후 나흘 만에 TV에 출연했는데 사람들이 시술받은 것을 모를 정도였다. 시술 2주 후 사진을 찍어 비교해봤더니, 아래 사진에서 보이는 것처럼 이마주름과 팔자주름이 줄고 턱 라인도 살아나 필자의 얼굴이 V라인에 좀 더 가까워졌다. 종종 살이 빠져서 얼굴이 작아졌냐고 묻는 이들이 있을 정도.

인트라셀은 국내 기술로 개발해서 일본에서 임상실험을 마쳤다. 임상실험 결과, 첫 시술 후 5주 후에 2차 시술, 이후 50일 후에 3차 시술을 하면 약 2년 이상의 효과가 지속되는 것으로 나타났다. 여드름 흉터의 경우는 CO_2 레이저보다 깊은 곳까지 더 효과가 잘 나타났다. 이처럼 모공이나 여드름 치료에도 이용할 수 있다.

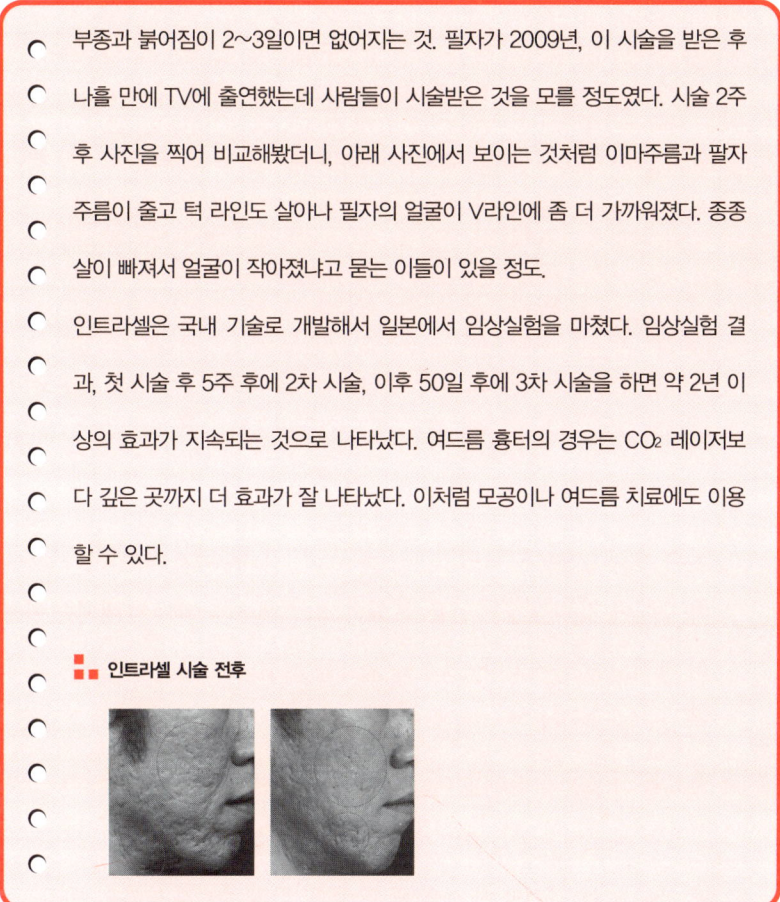

■ 인트라셀 시술 전후

마스크팩

얼굴 전체를 덮는 마스크팩은 보습과 영양 공급에 효과적이다. 그런데 가격이 천차만별이다. 1천 원도 안 되는 것도 있지만 고가의 제품은 웬만한 로션 가격 뺨치게 비싸다. 하지만 대부분 에센스 한 병을 통째로 담았다고 광고한다는 점에서는 차이가 없다. 그래서 전성분 표시를 반드시 확인해야 한다. 정말 광고하는 대로 천연성분이나 기능성 성분이 들어갔는지, 아니면 인공향료를 넣은 것인지 확인해야 한다. 지나치게 저렴한 마스크팩을 사용하느니 오이나 감자, 수박껍질 같은 채소나 과일을 얇게 잘라서 붙여주는 것이 훨씬 효과적이다.

아로마오일

아로마오일도 마스크팩과 마찬가지다. 우리가 기대하는 정도의 효능을 기대하려면 정말 순수한 아로마오일이 필요하다. 재증류나 정제 혼합을 거치지 않은 순수한 오일은 몹시 비쌀 수밖에 없다. 로즈 오일을 예로 들자면, 로즈 오일 1kg을 만들려면 3~4톤의 장미가 필요하다. 1톤 트럭 3~4대를 쏟아 부어야 겨우 몇 g을 얻을 수 있다. 그런데 시중에서 판매되는 아로마오일의 가격도 천양지차다. 그래서 순도를 의심하지 않을 수 없다. 특히 대부분의 보디클렌저나 로션 등은 화학물질로 희석하거나 합성 에센셜 오일, 인공향료를 사용할 수밖에 없다. 기대하는 것만큼 피부에 좋지 않다는 것이다.

한편 아로마오일을 어디에서 만들었느냐도 중요하다. 특히 중국산 오일은 잔류 농약 걱정을 하지 않을 수 없다. 한약재료가 농약의 독성, 즉 중금속에 오염된 것처럼 아로마오일의 원료가 되는 식물도 잔류 농약 문제를 생각하지 않을 수 없다.

세안제/세정제

클렌징폼, 샴푸, 거품목욕제나 보디클렌저 등 인체 세정제의 공통점은 솜처럼 풍성한 거품이다. 이 거품을 만드는 것은 세제의 거품을 만드는 것과 같은 계면활성제이다. 두 물질의 경계면에 달라붙어 성질을 현저히 변화시키는 계면활성제의 성격이 때를 제거하는 데 효과적이기 때문이다. 가공식품에서 유화제로 활용됐던 성격이 세제나 세정제로 가면 때를 분해하는 작용을 하는 것이다. 그런데 계면활성제는 세안제뿐 아니라 일반 화장품에도 종종 들어간다. 화장품의 효능을 진피까지 쏙쏙 흡수시키는 데도, 굳기를 조절해 잘 발리게 하는 데도 계면활성제만 한 효자가 없다. 먹는 것에도 천연 유화제 대신 석유에서 추출한 합성 계면활성제를 사용하는데, 세정제나 화장품에 천연성분이 들어갔을 리 만무하다. 유통기간 때문에라도 천연 계면활성제를 사용할 수 없다. 천연 계면활성제는 유화력이 강하지 않아 피부의 보호막은 파괴하지 않지만, 합성 계면활성제는 피지를 유화시킬 정도로 강해 보호막 기능을 손상시켜 트러블과 건조한 피부, 아토피의 원인이 된다.

더 위험한 것은 세제를 만들 때보다 훨씬 더 많은 양의 계면활성제가 들어간다는 것. 한 TV 고발 프로그램에서 화장을 지우는 클렌징폼으로 기름이 가득한 접시를 닦았더니 설거지용 세제를 사용한 것 못지않게 뽀드득하게 닦였던 것만 보아도 알 수 있다. 다만 이를 인공 향료와 색소의 고운 향과 빛으로 가릴 뿐이다. 세정제를 따뜻한 물속에서 쓴다는 것도 문제이다. 모공이 열린 상태라서 계면활성제를 비롯한 방부제나 산화방지제 등 유해성분이 피부로 흡수되기 아주 좋은 상태이기 때문이다. 세안이든 샤워든 목욕이든 가장 좋은 것은 비누이다.

색조 화장품

가공식품에서 문제가 됐던 타르 색소는 형형색색의 색조 화장품에도 들어간다. 천연안료나 무안료를 쓰는 화장품도 있겠지만 대부분의 화장품은 타르 색소를 사용한다. 타르 색소의 종류는 약 90여 종에 달하는데, 이 중 12종은 식품첨가물로 허가됐지만 79종은 금지된 것이다. 그러나 식품첨가물로 금지됐을 뿐이므로 화장품에 사용하는 것은 법적으로 아무런 문제가 되지 않는다. 허가된 타르 색소도 안전을 장담할 수 없는데 금지된 성분이 들어갔다니 걱정하지 않을 수 없다.

피부를 통해 흡수되는 것도 문제지만 가장 큰 문제는 립스틱과 립글로스이다. 입술에 바른 탓에 음식을 먹거나 마실 때 자연스럽게 '먹을 수'밖에 없기 때문이다. 게다가 타르 색소뿐 아니라 포름알데히드 같은 방부제나 BHA 같은 합성 산화방지제도 들어 있다. 그러나 대부분의 화장품 회사는 '립스틱은 먹는 것이 아니라 바르는 것'이라고 항변할 뿐 타르 색소를 쓰지 않겠다는 약속은 하지 않는다.

새로운 기술의 유혹

줄기세포 화장품

희귀병, 난치병 치료 가능성을 연 생명공학의 쾌거인 줄기세포를 화장품 업계가 지나칠 리 없다. 상처 난 피부가 아무는 것은 피부세포를 만드는 줄기세포가 있기 때문이다. 따라서 인체의 어떤 세포로도 분화할 수 있는 '만능세포'인 줄기세포가 피부세포로 분화한다면 노화 방지에 탁월한 효과를 얻을 수 있다. 그래서 줄기세포 추출물이나 배양액을 안티에이징에 탁월한 신물질로 소개한 것이다. 물론 이론상으로는 충분히 가능하다. 문제는 과연 효과가 있는지, 안전한지이다. EU유럽연합가 줄기세포를 화장품 배합 금지 성분으로 지정했다. 이유는 안전성을 담보할 수 없기 때문이다. 줄기세포는 사람에게서 나온 것이고 동물성이기에, 추후 감염 위험이나 세포 변형 위험이 있다고 판단한 것. 그래서 지금은 줄기세포 활성화제만 골라 성분 규명하고 화장품에 사용하고 있다. 그러나 효과는 여전히 검증되지 않았다.

비비BB크림

미백과 피부 재생, 자외선 차단과 파운데이션을 대신하며 메이크업 기능까지 수행한다는 비비크림은 등장하자마자 여성들을 완전히 사로잡았다. 하나만 발라도 다양한 기능을 하므로 아침 화장시간도, 화장품 구입비도 대폭 줄여준 것이다. 원래 비비크림, 즉 블레미시 밤Blemish Balm은 피부과에서 박피처럼 강한 시술을 한 후 회복을 돕기 위해 만든 재생크림이었다. 당연히 천연성분을 사용했고, 여기에 박피 후에는 피부가 심하게 붉어지므로 상처를 가릴 수 있도록 약간의 컬러가 들어갔다. 독일에서 처음 등장한 비비크림은 이 같은 원래의 목적에 충실했다.

그러나 우리나라에서는 위에서 언급한 모든 기능을 갖춘 파운데이션 대용 제품으로 판매됐다. 문제는 재생크림이므로 기초화장품처럼 클렌징을 하지 않고 자도 괜찮다는 인식이 퍼졌다는 것. 사실상 비비크림은 색조 화장품인데도 말이다. 과연 비비크림이 알려진 모든 기능을 갖추고 있느냐도 문제지만, 가장 큰 문제는 색조 화장품인데 기초화장품처럼 알려졌다는 점이다. 모든 색조 화장품은 세안을 꼼꼼하게 하지 않으면 모공이 막히고 피지 배출이 어려워져 트러블이 날 수도 있고, 색소가 침착될 수도 있다. 또 하나 우려되는 것은 자외선 차단기능이다. 자외선 차단효과를 제대로 보려면 3~4시간마다 덧발라야 하는데, 비비크림을 그렇게 발랐다간 경극 배우처럼 허옇게 화장이 뜰 것이다. 따라서 비비크림의 자외선 차단효과만 믿지 말고 반드시 자외선 차단제를 따로 발라야 한다.

홈메이드 화장품도 위험하다

화장품을 만드는 원료가 안전하다고 해서 안심할 수 있는 것은 아니다. 화장품은 비누와는 달리 전문가가 만들어야 한다. 간단한 팩 종류가 아니라면 여러 가지 성분이 만나면서 일어나는 다양한 성분 변화를 장담할 수 없기 때문이다. 또한 사용하는 성분 자체에 독성이 있을 수 있다. 아로마오일 중 어떤 것은 햇빛을 받으면 독성으로 변하는 광독성이 있거나, 오래 사용하면 피부를 민감하게 만들기도 한다. 변질되기 쉬운 것도 문제이다. 따라서 화장품은 가능하다면 사서 쓰는 것이 오히려 안전하다.

전문가가 만든 천연화장품이라 해도 변질되기 쉽기는 마찬가지이다. 완전한 천연제품은 하루 이상 실온에서 보관하면 변질되는 데다 만드는 과정에서 손이나 도구에 있던 포도상구균 등 미생물이 들어갈 가능성이 높다. 천연방부제를 사용한다 해도 화학방부제보다 강도가 약하고 유지기간이 짧아서 미생물이 쉽게 번식할 수 있다. 또한 식물성 성분은 공기 중에서 산화하기도 쉽다. 이런 제품을 모르고 사용했다간 접촉성 피부염 등 트러블로 고생할 수 있다. 따라서 천연화장품을 사용해야겠다면 항상 향이나 색이 변하지 않았는지 확인해야 한다. 화장품을 덜 때는 손 대신 스패츌러를 사용하고, 반드시 냉장보관해야 한다. 천연화장품을 구입할 때는 방부제와 계면활성제가 천연성분으로 만들어졌는지 확인할 필요가 있다.

• **천연방부제**: 프로폴리스, 그레이프 시드 오일, 녹차추출물, 실크추출물, 식물성 토코페롤, 초산 토코페롤

• **천연 계면활성제**: 레시틴, 잔탄검, 코코넛이나 팜 추출물, 사탕수수와 올리브를 섞어 추출한 성분

4

피부를 살리는 미용법

기초화장품 4종 세트의 구성을 바꿔라

화장품도 다이어트가 필요하다. 무조건 많이 바른다고 좋은 것이 아니다. 꼼꼼히 세안하는 색조 화장품과 달리 기초화장품은 씻어내지 않으므로 이것저것 많이 바르는 것은 모공을 막히게 하는 등 오히려 더 위험할 수 있다. 필자의 병원에서도 메디컬 스킨케어를 받은 환자에게 마무리로 발라주는 것은 몇 가지 안 된다. 건강한 피부를 위해서라면 네 가지면 충분하다. 흔히 기초 4종 세트라고 하면 스킨, 로션, 에센스, 크림을 떠올린다. 그런데 이 네 가지는 결국 같은 제품이나 마찬가지이다. 점성과 탄성의 차이가 있을 뿐 성분은 크게 다르지 않기 때문이다. 묽은 것은 스킨, 점성에 따라 로션, 에센스, 크림으로 구분한다. 기능의 차이는 없다고 봐도 무방하다.

그렇다면 기초 4종 세트를 어떻게 구성해야 할까? 피부 관리에서 가장 중요한 것은 세안과 각질 제거, 보습, 자외선 차단, 이 네 가지이다. 이에 맞춰 제품을 구성하면 된다.

또 하나, 맑고 건강한 피부를 위한 팁을 주자면 손으로 절대 얼굴을 만지지 말라는 것이다. 이는 불혹의 나이에도 불구하고 아기 같은 피부로 주목받는 배우 고현정이 고수하는 원칙이기도 하다. 손에 살고 있는 온갖 세균이 피지와 만나면 생기는 것은 트러블, 넓어지는 것은 모공이기 때문이다.

클렌징

'화장은 하는 것보다 지우는 것이 중요하다'는 화장품 광고의 카피는 명언이요, 진실이다. 그만큼 화장품이 피부에 부담이 되기 때문이다. 가능한 화장을 늦게 시작하거나 안 하는 것이 좋겠지만, 일단 했다면 잘 지우고 볼 일이다. 그러나 너무 과한 클렌징도 피부를 상하게 하므로 세안제는 순한 것으로 고르도록 한다. 이때 합성 계면활성제와 파라벤이 최소화된 제품을 선택하는 것이 중요하다. 화장이 진하지 않을 때는 세안제만 사용해도 괜찮다. 색조 화장을 했을 때는 유성 제품과 수성 제품으로 이중 세안을 하면 된다.

세안을 할 때는 거품을 충분히 내서 근육의 결대로 마사지하면 혈액순환이 원활해져 피부 톤도 개선되고, 노폐물도 자연스럽게 쓸려나간다. 모공이 막히지 않도록 딥클렌징을 하고 싶다면 스크럽제, AHA과일산나 BHA, 글리콜릭산을 이용한 가벼운 필링제를 사용하면 된다.

화장수

스킨, 토너, 각질을 제거하는 클래리파잉로션, 모공을 조이는 아스트린젠트 등 이름이나 강조하는 기능에 관계없이 액체로 된 것은 모두 화장수이다. 사실 물이 대부분인 화장수가 보습이나 각질 제거 등 특별한 기능을 하기는 어렵다. 다만 아무리 꼼꼼히 씻어도 피부에 이물질이 남아 있을 수 있으므로 화장수를 화장솜에 묻혀 한 번 더 닦아주는 것뿐이다.

크림

로션, 에센스, 크림 중 피부에 맞는 것을 선택하면 된다. 기능과 성분은 거의 비슷하므로 굳이 순서대로 덧바를 필요는 없다. 건조한 피부라면 크림을, 지성피부라면 에센스를 선택하는 것이 좋겠다. 겨울에는 몹시 건조하다가도 여름에는 지성으로 돌변하는 피부라면 계절에 맞춰 적합한 제품을 선택하면 된다. 크림을 바르는 것은 보습을 위해서이다. 물론 크림 중에는 미백, 주름, 탄력, 여드름 개선 등 여러 가지 기능성을 강조하는 경우도 있는데, 이는 소비자가 자신의 취향이나 발림성 등 나름의 기준을 갖고 선택하면 된다.

자외선 차단제

기초 4종 세트를 완성하는 것은 자외선 차단제이다. 자외선 차단제를 바르면 비타민D 합성이 저해된다고 우려하는 목소리도 있지만, 그보다는 자외선이 피부에 미치는 영향이 더 심각하므로 반드시 발라야 한다.

자외선 차단제는 생활 자외선인 UVA와 일광화상과 피부암의 주범인 UVB를 모두 차단하는 제품을 선택해야 한다. UVA는 계절이나 날씨와는 무관해서 비가 오나 눈이 오나 항상 존재한다. 진피 깊숙이 침투해 탄력을 떨어뜨리고 주름을 만드는 등 노화의 주범이 바로 UVA이다. 그러므로 해가 쨍하게 뜨지 않더라도 반드시 자외선 차단제를 발라야 한다. UVA 차단은 PA+, ++로 표시하는데, +는 안 바를 때의 2~4배, ++는 4~8배, +++는 8배 이상의 차단효과가 있다는 의미다. UVB를 차단하는 SPF Sun Protection Factor는 일상생활용으로는 15 정도, 외부활동을 할 때는 30 정도가 적당하다. 굳이 SPF가 높은 제품을 선택할 필요는 없다. 왜냐하면 SPF 8의 자외선 차단율은 87.5%, 15의 차단율이 93%인 데 반해 30은 97%이다. 대신 자외선이 강렬한 곳에 있다면 2~3시간에 한 번씩 덧바르는 것이 중요하다.

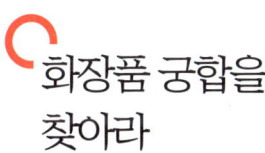

화장품 궁합을 찾아라

함께 쓰면 안 좋은 제품

각질 관리 성분인 AHA, BHA와 레티놀은 함께 쓰지 않도록 한다. 레티놀의 기능에도 각질을 제거하는 기능이 있기 때문에 함께 쓰면 피부 자극이 너무 커진다.

레티놀과 비타민C는 각각 자극이 강한 성분이라 함께 쓰면 피부 자극이 배가된다. 비타민C와 AHA, BHA도 마찬가지이다. 모두 강산이므로 함께 쓰지 않도록 주의한다.

모공 관리 제품과 여드름 제품은 주름 개선을 강조한 안티에이징 제품과 함께 쓰면 무용지물이다. 모공 관리나 여드름 치료의 핵심은 피지 조절이므로 이런 화장품은 유분감이 적어 산뜻하다. 반면 주름 개선을 위해서는 피부를 충분히 보호하고 보습해야 하므로 유분기가 다분하다. 결국 성질이 다른 두 제품을 함께 쓰면 어떤 효과도 볼 수 없다.

무용지물을 넘어서 서로 기능을 방해하는 제품도 있다. 퍼밍과 보습 제품이 그렇다. 퍼밍 제품은 피부의 수분을 빨아들이는 성분을 이용해 피부에 탄력을 준다. 피부에 보호막을 치는 보습제의 기능을 방해하는 것이다. 콜라겐과 비타민C도 마찬가지이다. 콜라겐의 단백질 성분을 비타민C가 응고시켜서 함께 바르면 콜라겐이 피부 속으로 침투하지 못한다. 따라서 1시간 정도 차이를 두고 바르거나 아침, 저녁으로 나누어서 바른다.

함께 쓸수록 좋은 제품

여드름 전용 화장품과 각질 관리 제품을 보습제인 세라마이드 제품과 함께 쓰면 서로 부족한 기능을 채워줄 수 있다. 여드름 전용 화장품은 피지 분비를 억제하느라 피부가 건조해질 수 있다. 여기에 세라마이드가 함유된 보습제를 함께 바르면 피부가 건조하지 않고 촉촉해진다. 각질을 제거하는 AHA, BHA 성분도 사용 후에는 피부가 건조해지고 피부 보호력도 떨어지므로 보습제를 충분히 사용하는 것이 좋다. 미백제품을 사용한 후에도 피부가

당길 수 있으므로 보습제가 도움이 된다.

모공 관리 제품과 퍼밍 제품은 성격이 비슷하다. 둘 다 피부를 조여주는 역할을 하므로 함께 쓰면 상승작용을 일으켜 피부의 탄력을 증진시킨다.

비타민C와 비타민E도 함께 사용하는 것이 좋다. 이를 식품이나 건강보조제로 섭취할 때는 비타민C가 비타민E를 지원하지만 화장품에서는 역할이 바뀐다. 지용성인 비타민E가 비타민C의 흡수를 돕는 것. 여기서 그치지 않고 비타민E는 피부 재생과 탄력 기능도 지원한다. 멜라닌 색소 생성을 억제하는 알부틴도 비타민C와 궁합이 잘 맞는다. 비타민C가 멜라닌 색소를 환원시키기 때문에 알부틴과 함께 쓰면 색소 침착을 개선하는 동시에 예방도 할 수 있다.

타이밍을 지켜라

신진대사를 돕고 스트레스에도 강해지도록 돕는 비타민B군은 하루 중 아침에 먹는 것이 좋은 것처럼, 비타민C도 이왕이면 아침에 바르는 것이 좋다. 하루 종일 곳곳에서 발생할 활성산소를 제거하기 때문이다. 반면, 주름 제거 성분인 레티놀은 반드시 밤에 사용해야 한다. 빛과 열에 불안정하기 때문이다. 각질 제거에 도움이 되는 AHA도 마찬가지이다. 햇빛에 노출되면 광과민 현상이 일어날 수 있으므로 AHA 제품은 밤에 사용하도록 한다.

5

제대로 알아야 아름다워진다

퍼머넌트와 염색

미용실에 다녀오기만 하면 두통이나 피로를 호소하는 이들이 있다. 염색을 자주 하면 시력이 나빠진다는 말도 있고, 퍼머넌트나 염색을 하고 나면 한동안 비듬 때문에 고생하는 사람들도 있다. 미용 시술에 사용하는 약품이 그만큼 독하기 때문이다. 여러 가지 화학성분은 물론 중금속이 포함된 경우가 많다. 두피도 피부인지라 독한 성분들과 접촉하면 접촉성 피부염이나 염증을 일으킬 수 있다. 심한 경우 탈모로도 이어질 수 있다. 독한 약품을 바른 후 열처리를 하는 동안 약품이 모발뿐 아니라 두피로도 듬뿍 흡수된 탓이다.

　필자의 환자 중 60대 여성분도 퍼머넌트를 잘못했다가 한동안 가발 신세를 져야 했다. 약 10여 년 전에 퍼머넌트를 한 후 심한 접촉성 피부염이 생겼는데 이것이 탈모로 이어져 가발을 쓸 수밖에 없었던 것이다. 필자에게 3년에 걸쳐 받은 치료 덕분에 지금은 많이 호전되어 가발을 벗게 됐으니 그나마 다행이다. 이처럼 피부가 약하거나 피부에 문제가 있는 경우, 아예 퍼머넌트나 염색을 하지 않는 것이 낫다. 혹시 하게 된다면 시술시간이 오래 걸리더라도 열처리 기구는 피하는 것이 현명하다. 염색의 경우 살살 빗질하듯 바르는 것이 두피를 보호하는 방법이다.

　두피의 문제에서 그친다면 그나마 다행이다. 평소 천식이나 아토피, 비염 등 알레르기 질환을 갖고 있는 경우나 여드름이 난 경우, 제품의 독성 때문에 증상이 악화될 수 있다. 따라서 이런 질환을 갖고 있거나 피부가 예민하다면 잦은 미용실 출입은 자제하는 것이 좋다.

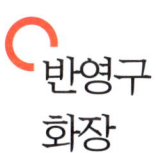

반영구 화장

　눈썹 문신이라 불리던 반영구 화장은 이제 눈썹은 기본, 아이라인과 입술까지 대중화되고 있다. 기구를 이용해 색소를 넣는 것인데, 반영구 화장이 도움이 되는 경우도 있으므로 꼭 나쁘다고만은 할 수 없다. 병으로 인해 손이 떨리는 파킨슨병 환자 같은 경우는 반영구 화장의 효과를 가장 극적으로 보는 경우일 것이다. 또한 노화로 인해 눈썹이 많이 줄었거나 원래부터 눈썹 숱이 너무 적거나 입술 선이 분명하지 않아서 인상이 좋지 않았던 경우도 반영구 화장이 도움이 될 수 있다.

다만 어떤 성분을 사용하느냐가 중요하다. 약품의 질이 떨어지는 경우 접촉성 피부염을 비롯한 여러 가지 피부 문제를 일으킬 수 있다. 일부에서 사용하는 중국산 재료는 중금속 위험에서 안전하지 않다. 한편, 과거 비전문가가 시술한 문신을 받은 경우 시간이 지나면 사라지는 반영구 화장과는 달리 효과가 영구적인 대신 레이저로도 완전히 지우기 어렵다는 문제가 있다. 따라서 반영구 화장을 하는 경우, 이를 전문적으로 하는 피부과나 성형외과에서 시술을 받는 것이 여러모로 안전하다.

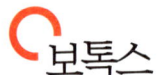 보톡스

보톡스는 복어의 독과 같은 성분인 신경마비물질, 보툴리늄 톡신을 이용해 주름을 펴거나 턱의 괄약근을 줄여 V라인을 만드는 데 사용한다. 외국에서는 보톡스를 너무 오랫동안 얼굴의 여러 곳에 사용하면 몸의 다른 부분까지 마비되는 치명적인 부작용을 일으키는 경우를 보고하는 논문도 발표된 적이 있다. 하지만 한두 군데에 적은 양을 사용하는 것은 별 위험이 없다. 사용량도 적을 뿐더러 보톡스가 신경말단에 달라붙어서 신경을 마비시키는 기간은 짧게는 3개월에서 길게는 6개월에 불과하기 때문이다. 시간이 지나면 새로운 신경이 생겨서 그 효과가 사라진다. 그래서

반복 시술을 하게 되는데, 심한 이마주름이나 마름모턱 같은 경우에는 사용량이 적으므로 5~6개월 간격으로 보톡스를 맞는다 해도 크게 문제되지 않는다. 다만 이마, 눈가, 볼, 입술, 턱까지 한꺼번에 여러 곳에 사용하면 문제가 될 소지가 없지는 않다. 레이저나 고주파 시술, 미세지방이식술 등 부작용 없이 주름을 펼 수 있는 방법이 다양하므로 보톡스는 턱처럼 꼭 필요한 곳에만 사용하는 것이 건강상에는 더 유리하다.

  보톡스 시술을 할 때 주의해야 하는 또 한 가지는 시술에 사용할 제품을 어디에서 만들었느냐이다. 미국산, 유럽산, 중국산, 최근에는 국산 제품도 등장하고 있는데, 요주의해야 할 것은 이번에도 중국산이다. 멸균처리 기술이 부족한 탓. 자칫 멸균처리가 완전하지 않은 제품을 사용한 경우 시술에 문제가 없었다 해도 시술 후 염증을 일으킬 수 있다. 따라서 시술을 받기 전 어떤 보톡스를 사용하는지 병원 측에 미리 확인을 하는 것도 좋은 방법이다.

■ 보톡스 시술 전후

매부리코 보톡스 전후

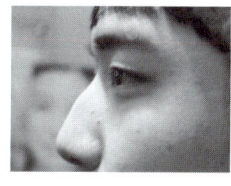 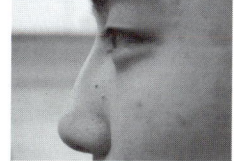

턱 보톡스 전후

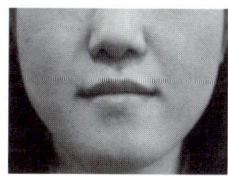 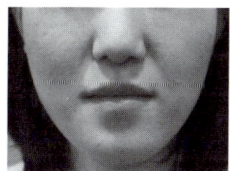

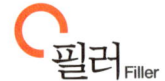
필러 Filler

필러는 주로 낮은 코를 높이거나 이마주름, 팔자주름, 눈가주름 등에 사용한다. 필러 또한 보톡스처럼 자연분해되기 때문에 시간이 지나면 효과가 사라진다. 그런데 2009년, 필러 부작용에 대한 시사고발 프로그램이 방송된 적이 있었다. 일부 필러 제품이 보증했던 5년이 지난 후에도 사라지지 않고 염증 반응을 일으키며 단단하게 뭉친 것이 피부 위로 도드라져, 결국 이물질을 수술로 제거해야 했던 피해자들이 등장했기 때문이다. 이 사건 후 이 제품을 사용하는 병원은 현재 없다. 최근에는 1~2년 정도 유지되는 필러를 주로 사용한다. 이는 히알루론산의 일종으로 피부 속에서 단단한 결합을 만들어 꺼진 부위를 도드라지게 채워줬다가 어느 정도 시간이 지나면 자연분해되도록 만든 것이다.

필러는 단단한 것과 말랑말랑한 것으로 두 가지 종류가 있는데 부위에 따라 다르게 사용해야 한다. 이마나 콧대, 팔자주름은 단단한 필러로 채워 넣어야 하지만 눈가나 잔주름은 말랑말랑한 필러를 사용해야 한다. 자칫 눈가나 잔주름에 단단한 필러를 사용하면 혈액순환이 제대로 되지 않아 괴사에 이를 수도 있는 것이다. 따라서 필러 시술을 받으려면 경험이 많은 의사를 선택해야 한다.

■ 필러 시술 전후
코 필러 전후

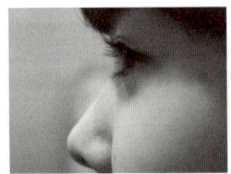 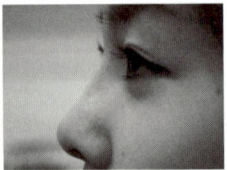